Thomas Schachner & Claudia Angerer

Das bewegte

Thomas Schachner & Claudia Angerer

Das bewegte Herz

Bewegung statt Medikamenten

WIE SIE FIT, GESUND UND AKTIV BLEIBEN

GOLDEGG VERLAG

Fotocredit Autorenfoto: © Foto Stanger/Manfred Baumann
Umschlaggestaltung und Motiv: Hauptmann & Kompanie Werbeagentur, Zürich
Lektorat: Mag. Christina Mondolfo
Fotos und Abbildungen Kern: Dr. Thomas Schachner/Mag. Claudia Angerer/ Goldegg Verlag
Songtext: auf Seite 162 mit freundlicher Genehmigung des Rechteinhabers

Der Verlag und seine Autoren sind für Reaktionen, Hinweise oder Meinungen dankbar. Bitte wenden Sie sich diesbezüglich an verlag@goldegg-verlag.com.

Der Goldegg Verlag achtet bei seinen Büchern und Magazinen auf nachhaltiges Produzieren. Goldegg Bücher sind umweltfreundlich produziert und orientieren sich in Materialien, Herstellungsorten, Arbeitsbedingungen und Produktionsformen an den Bedürfnissen von Gesellschaft und Umwelt.

ISBN: 978-3-99060-214-0

Unter den Linden 21 • D-10117 Berlin
Telefon: +49 800 505 43 76-0

Goldegg Verlag GmbH, Österreich
Mommsengasse 4/2 • A-1040 Wien
Telefon: +43 1 505 43 76-0

E-Mail: office@goldegg-verlag.com
www.goldegg-verlag.com

Layout, Satz und Herstellung: Goldegg Verlag GmbH, Wien
Printed in the EU

INHALTSVERZEICHNIS

DAS BEWEGTE HERZ

Mit Bewegung unser Leben verlängern. Geht das? Eine zunehmende Zahl wissenschaftlicher Arbeiten zeigt uns in der Tat, dass körperliche Aktivität das Risiko zahlreicher Krankheiten senkt. Darunter sind schwere Erkrankungen des Herz-Kreislauf-Systems und einige Tumorerkrankungen. Insofern kann die eingangs gestellte Frage mit »Ja« beantwortet werden. Menschen, die sich ausreichend bewegen, leben länger als solche, die die meiste Zeit im Sitzen verbringen. Aber was ist »ausreichende Bewegung«? Welche ersten Schritte kann ich machen, wenn ich bis jetzt körperlich nicht aktiv war? Ich habe chronische Erkrankungen:. Ist da Bewegung auch förderlich? Wie viele Schritte soll ich am Tag machen, um meine Gesundheit zu verbessern? Ich schäme mich wegen meiner Unsportlichkeit, was kann ich dagegen tun? Welche Möglichkeiten zur Bewegung habe ich außerhalb von Sportclubs und Fitnesscentern?

Diese und mehr Fragen sind Thema dieses Buches. In leicht verständlicher Form werden sie zum Experten/zur Expertin für die gesundheitsfördernden Wirkungen von körperlicher Aktivität. Die Ergebnisse zahlreicher wissenschaftlicher Untersuchungen haben wir für Sie aufgearbeitet und zusammengefasst. Sie erfahren, wie Bewegung als Medizin auf ihren Körper wirkt und wie Dauersitzen krank macht. Sie lesen in diesem Buch, wie Menschen zur Bewegung motiviert beziehungsweise wodurch sie davon abgehalten werden. Natürlich macht es einen Unterschied, ob wir von Bewegung für Kinder, Erwachsene im Erwerbsalter oder ältere Menschen sprechen. Deshalb gibt es entsprechende Buchkapitel zum direkten Einsteigen. Zu guter Letzt haben wir für Sie einen Praxisteil gestaltet. Hier finden Sie Bewegungsübungen, mit denen Sie sofort starten können. Legen Sie los mit einem bewegungsaktiveren Leben! Dieses Buch wird Sie dazu motivieren!

1.

»Gesund durch Bewegung« – warum wir uns bewegen müssen

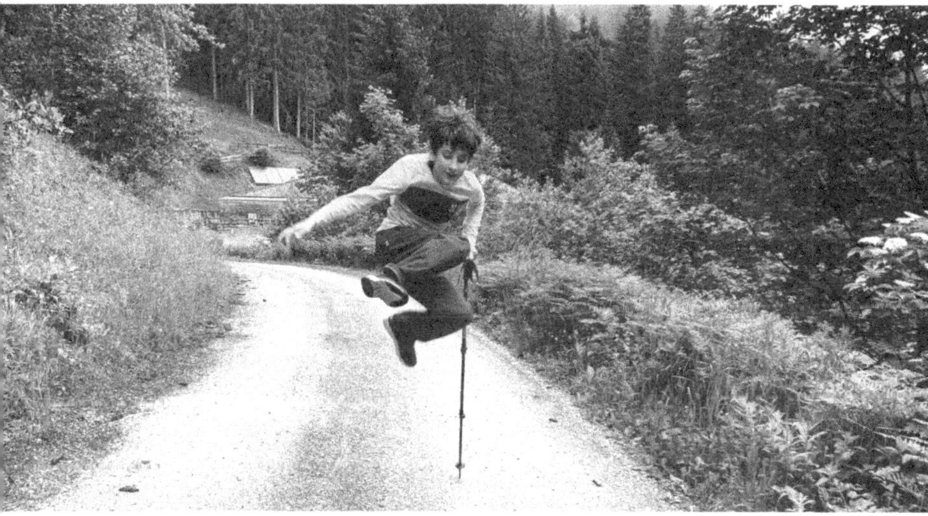

Um uns zu bewegen, brauchen wir nicht viel Equipment und es darf auch einfach freestyle sein.

WAH-COM-MO, DER LÄUFER

»Wah-Com-Mo, wach auf! Die anderen warten schon auf uns!« Nikan, mein Bruder, steht neben mir unter unserem provisorischen Blätterdach und rüttelt mich unsanft.

Ich springe auf, schlüpfe in mein Hemd und meine Hose und rolle meine Matte zusammen.

Auf der Lichtung hat sich schon unsere gesamte Jagdgruppe versammelt. Die Beutel fest verschnürt und Pfeil und Bogen griffbereit, warten alle auf das Zeichen unseres Anführers zum Aufbruch.

Es ist fast noch dunkel, nur ein silberner Dämmerstreifen am Horizont zeigt, dass der Tag bald anbrechen wird. Schnell verstaue ich mein Gepäck und schnalle mir den Köcher mit den Pfeilen und meinen Bogen um.

Obwohl ich nicht zu den besten Bogenschützen zähle, kommt mir in unserer Gruppe eine wichtige Aufgabe zu. Eine, die mir meine Großmutter schon am Tag meiner Geburt aus der Sternenkonstellation am Firmament gedeutet hat und der ich auch meinen Namen verdanke: Wah-Com-Mo, schneller Läufer. Und ich mache meinem Namen alle Ehre. Ich laufe nicht nur schneller, sondern auch ausdauernder als meine Freunde. Aus diesem Grund gehöre ich der Spähertruppe an, die Wildschweine, Tapire und Hirsche aufspürt.

Noch ein bisschen steif in den Gliedern, lauschen wir den Worten unseres Jagdleiters. Wir sind schon seit Tagen unterwegs, viele Hunderte Kilometer haben wir zu Fuß und per Kanu zurückgelegt, entlang eines Seitenflusses des Amazonas in unserem Reservat. Wir sind ca. zwei Dutzend Jäger und haben die Aufgabe, die Fleischreserven unseres Dorfes wieder aufzufüllen. Der heutige Tagesmarsch von 18 bis 20 Kilometern geht in Richtung Osten, der aufgehenden Sonne entgegen.

Als Späher lese ich aus den Fährten der Tiere. Es reicht

nicht, mit Pfeil und Bogen umgehen zu können, schon als Kinder wird uns beigebracht, die Spuren der wilden Tiere zu lesen und aus ihnen zu schließen, wo wir sie finden, wo ihre Pfade verlaufen und wo sie ihre Lieblingswasserstellen aufsuchen.

Nachdem wir ein paar Bananen gegessen haben, macht sich mein kleiner Spähertrupp auf den Weg. Wir bewegen uns lautlos durch den dichten Regenwald, bis wir die ersten Spuren eines Wildschweins entdecken.

Die Spur ist frisch. Das Schwein hat hier nach Wurzeln und Knollen gewühlt. Ich gebe Nikan, meinem Bruder, ein Zeichen, dass ich entlang des Flusses zu den restlichen Jägern und den Bogenschützen laufe, um sie zu verständigen.

Mein Großvater hat mir beigebracht, wie man sich orientiert. Tagelang durchstreiften wir gemeinsam unser Revier und er lehrte mich die Sprache des Waldes und der Tiere. Bereits mit acht Jahren durfte ich mit Pfeil und Bogen allein in den Dschungel. Zuerst nur mit dem Vorsprung von einer Stunde, dann von einem halben Tag. Schließlich durfte ich mit meinem besten Freund allein im Wald übernachten. Ein bisschen mulmig war uns schon zumute, aber als wir am nächsten Tag unsere Familien an der vereinbarten Flussbiegung wieder getroffen haben, waren wir unglaublich stolz.

Während ich diesen Gedanken an meine Kindertage nachhänge und ich durch das dichte Unterholz laufe, liegt plötzlich etwas in der Luft. Meine Antennen funktionieren gut und ich bleibe geduckt stehen.

Auf einem Baum vor mir liegt ein Jaguar, der mich bereits ins Visier nimmt. Im Bruchteil einer Sekunde erkenne ich die Gefahr und sprinte durch den dichten Regenwald. Ich bin schnell, aber gegen den muskulösen Jaguar habe ich keine Chance. In wenigen Sekunden würde er mich eingeholt haben.

Pfeiflaute zischen durch das Unterholz und Erleichterung durchströmt meine Adern. Unsere Jäger sind bereits in der Nähe, und kurz bevor mich der Jaguar erwischt, erreiche ich den schützenden Pfeil-und-Bogen-Radius.

Unser Anführer gibt knappe Anweisungen und kurz darauf kommt die Entwarnung. Der Jaguar ist im dichten Gebüsch verschwunden. Wir können unsere Jagd nach dem Wildschwein fortsetzen.

Wenig später erlegen wir es mit einem gezielten Bogenschuss und danken den Göttern für diese Nahrung. Abends sitzen wir um ein kleines Feuer und räuchern die Tiere, die wir in dieser Woche kilometerlang verfolgt und dann getötet haben. Die Ausbeute kann sich sehen lassen: Tapire, Wildschweine und auch ein paar Affen. In geräucherter Form werden sie Nahrung für unsere Familien für die kommenden Wochen liefern.

Ein langer und bewegter Tag geht zu Ende. Aus Blättern bauen wir uns eine provisorische Unterkunft und strecken uns auf den Bastmatten zum Schlafen aus. Einer bleibt am Feuer sitzen und lauscht in die Stille des Urwaldes, falls es sich der Jaguar doch anders überlegen sollte.

Vor dem Einschlafen denke ich an Maema, die Enkelin unseres Dorfältesten und Medizinmannes, in die ich, seit ich denken kann, verliebt bin. Ich freue mich, sie bald wiederzusehen. Während wir auf der Jagd sind, ist auch sie unterwegs und sammelt mit anderen Frauen und Mädchen im Dorf Beeren, Früchte und Kräuter.

Wenn wir in den nächsten Tagen mit unserer Jagdbeute ins Dorf zurückkehren werden, wird traditionell ein großes Fest gefeiert. Es wird getanzt, gesungen und bei Flötenmusik den Seelen der Tiere gedankt, die sich für uns geopfert haben. Die erfolgreichsten Jäger bekommen vom Häuptling kleine Geschenke. Ich lächle im Schlaf und träume, dass ich auf dem Rückweg noch ein paar lila Blumen für Maema pflücke.

Die gesündesten Herzen schlagen am Amazonas

Was unterscheidet die bolivianischen Herzen von unseren? Das Volk der Tsimane lebt im Dschungel am Amazonas und sorgte 2017 im Fachjournal »The Lancet« weltweit für Aufsehen.[1]

Forscher untersuchten 705 ältere Mitglieder des Tsimane-Stammes mittels Computertomographie, maßen die bekannten Risikofaktoren für Herzkrankheiten wie Cholesterin, Blutzucker und Blutdruck – und entdeckten dabei Erstaunliches.

Die Blutgefäße eines 80-jährigen Ureinwohners waren so elastisch wie die eines US-Amerikaners oder Europäers in den Mittfünfzigern. In der Altersgruppe der 65- bis 74-jährigen Tsimane wiesen 72% noch völlig unverkalkte Gefäße auf, wohingegen in einer vergleichbaren Bevölkerungsgruppe der USA dieser Anteil lediglich bei 36% lag.

Eine Erklärung war schnell gefunden. Die Wissenschaftler um Hillard Kaplan von der University of New Mexico identifizierten drei wesentliche protektive Faktoren für das menschliche Herz-Kreislauf-System:

- extrem viel in den Alltag eingebaute Bewegung
- eine Ernährung mit wenig gesättigten Fettsäuren und vielen Ballaststoffen
- weitgehender Verzicht auf die Alltagsdroge Rauchen

Der typische Alltag eines Tsimane-Ureinwohners besteht aus der Aneinanderreihung von vielen körperlichen Aktivitäten. Bei einer durchschnittlichen Jagd kommen die Männer auf acht Stunden Bewegung und eine Reichweite von 18 Kilometern am Tag.

Aber auch die Frauen werden von Landwirtschaft, Ackerbau und dem Sammeln von Beeren, Früchten und Pilzen körperlich gefordert. Kochen, waschen und Kinder versorgen ohne die Unterstützung westlicher Errungenschaften wie Waschmaschine, Herd und Trockner fordern ebenfalls harten körperlichen Einsatz.

Während die Menschen in westlichen Industriegesellschaften mehr als die Hälfte des Tages sitzen, ruhen sich Tsimane nur 10% des Tages aus, den Rest verbringen sie mit Jagen, Fischen oder Nahrung sammeln.

Allerdings zeichnet sich nach Einschätzung der Autoren auch bei den Ureinwohnern ein Wandel ab. »In den vergangenen fünf Jahren haben neue Straßen und die Einführung motorisierter Kanus den Zugang zur nahen Marktstadt, wo Zucker und Speiseöl zu kaufen sind, das Gesundheitsrisiko drastisch erhöht«, beschreibt Ben Trumble, ein Mitautor der Studie, die Veränderungen. Unsere Vorfahren verbrachten eben ihren Alltag mit viel mehr körperlicher Aktivität, als wir das heutzutage in der industrialisierten Welt tun.

GENETISCH IM STEINZEITKÖRPER

Wir leben in einer modernen, globalisierten Welt, stecken genetisch aber noch in der Steinzeit. Uns plagen »Zivilisationskrankheiten« wie Bluthochdruck, Diabetes oder Übergewicht, weil wir nicht im Einklang mit unserem biologischen Erbe leben.

Als Kinder waren viele von den Abenteuern der Familie Feuerstein fasziniert. Egal welchen Unfug die Steinzeitmenschen Fred Feuerstein und Barney Geröllheimer auch trieben, Bewegung prägte ihren steinzeitlichen Alltag – ob sie per pedes Auto fuhren oder mit Hilfe ihrer Tiere den Hausputz erledigten. Selbst als Fred immer wieder von Wilma ausgesperrt wurde, hämmerte er wie wild an die Tür seines Steinzeit-Häuschens und hüpfte dabei auf und ab.

Ein Steinzeitmensch ohne Bewegung wäre schlichtweg gestorben. Über Hunderttausende von Jahren war die Beschaffung von Nahrung für die Menschen mit viel Bewegung verknüpft. Heutzutage bekommen wir kalorienreiche Nahrungsmittel mit minimalem Aufwand.

Um satt zu werden, jagten unsere Vorfahren und liefen dafür bis zu 20 Kilometer pro Tag. Heute legt der moderne Mensch nur einen Bruchteil davon am Tag zu Fuß zurück.

Das Erbmaterial (Genom) wird durch natürliche Auslese nur langsam verändert. Und »langsam« heißt viele Jahrmillionen.

Vor ca. 7 Millionen Jahren trennten sich entwicklungsgeschichtlich die Wege des Menschen vom Schimpansen. Vergleicht man das Erbmaterial des heutigen Menschen mit dem eines Schimpansen, stimmen immer noch mehr als 98% überein. Ja, das ist kein Druckfehler. Rein auf die Erbsubstanz (»Gene«) bezogen unterscheiden uns nicht einmal 2% vom Schimpansen! Demzufolge sind wir genetisch mit den Menschen vor 10.000 Jahren praktisch ident. Damals herrschten jedoch komplett andere Lebensumstände. Der Mensch musste jagen und sammeln, um an Nahrung zu kommen. Das bedeutete viel Bewegung. Außerdem musste er mit Hungerphasen zurechtkommen. Heute fahren wir mit dem Auto in die Supermärkte und kämpfen mit einem Zuviel an Kalorien und infolgedessen Übergewicht.[2]

Die Lebensmittel, die unsere Vorfahren jagten, erlegten oder sammelten, waren von Natur aus regional und saisonal. Heute ist die Ernährung weitgehend von der Bewegung und von natürlichen Erntesaisonen abgekoppelt. Wir gehen maximal die Strecke vom Parkplatz des Supermarktes bis zum Regal. An Erdbeeren im Winter und Knollengemüse im Sommer haben wir uns dank global tätiger Handelsunternehmen längst gewöhnt.

Dabei ist die körperliche Aktivität eine der grundlegenden Funktionen des menschlichen Körpers. Werfen wir einen Blick auf die Bestandteile unseres Körpers, so wird augenscheinlich: Ein beträchtlicher Teil unserer Körpermasse wie Knochen, Bänder, Gelenke und Muskeln ist in Form des

Bewegungsapparates für die tägliche Bewegung bestimmt. So beträgt der Anteil der skeletalen Muskulatur (das ist die für die Bewegung des Körpers zuständige Muskulatur im Gegensatz zur Muskelschicht von Eingeweiden wie beispielsweise der Darmwand) eines erwachsenen Menschen fast die Hälfte des Körpergewichts. Leider nimmt der Anteil der Muskelmasse durch zwei wesentliche Einflussfaktoren deutlich ab: Erstens reduziert sich die Muskelmasse im Lauf des Älterwerdens. Zweitens nimmt sie bei körperlicher Inaktivität rasch ab und der Fettanteil im Körper nimmt zu. Damit ergibt sich im Umkehrschluss die Notwendigkeit zur Bewegungsaktivität im gesamten Lebensverlauf.

Das Herz bewegt

Das Herz ist *das* für uns wahrnehmbare zentrale Organ. Ein langsames, regelmäßiges Kontrahieren dieses Hohlmuskels zeigt uns einen entspannten Zustand an. Sind wir angespannt, gestresst oder angsterfüllt, beginnt es heftiger und schneller zu pochen. Unser Körper bereitet uns auf uralte Abläufe vor: Flucht oder Kampf! Es ist uns klar, das Herz hängt eng mit unserer psychischen Verfassung zusammen. Wir sagen ja auch: »Das geht uns zu Herzen«, oder: »Er handelt herzlos.«

Aber was macht das Herz eigentlich alles im Körper? Es besteht zum großen Teil aus Muskulatur, die um vier Kammern angeordnet ist. Und es pumpt das Blut durch den Körper. Ungefähr 5 Liter Blut pro Minute werden hier in Ruhe bewegt. Es schlägt ununterbrochen ungefähr 60- bis 80-mal pro Minute, das sind rund 100.000 Schläge pro Tag. Dabei pumpt es mehr als 7000 Liter! Bei körperlicher Anstrengung sind diese Werte deutlich höher. Der Herzmuskel zieht sich zusammen und wirft das Blut in die großen Blutgefäße aus. Die vier Herzklappen sorgen dafür, dass der Blutfluss in eine Richtung gelenkt wird. Grundsätzlich schlägt das Herz autonom mit einem bestimmten Grundrhythmus. Aber wieso schlägt es dann bei starkem Stress schneller? Das Herz wird bei einer Stresssituation durch Nerven des sogenannten Sympathischen Nervensystems »aktiviert«. Die Nervenreize kommen aus dem Gehirn und gehen über Verbindungen im Rückenmark zum Herzen. Damit das Herz sich zwischenzeitlich wieder beruhigen kann, wird es vom sogenannten Parasympathischen Nervensystem beeinflusst. Hier sind ebenfalls Nervenzellen im Gehirn, die über den sogenannten Vagusnerv mit Nervenästen zum Herzen ziehen. Durch diese Nerven erfolgt die Beruhigung des Herzens. Der Puls wird wieder langsamer. Dieses abwechselnde Spiel aus Belastung und Ruhe ist für den Körper ganz wichtig. Wir brauchen Ruhephasen, um uns zu erholen. Ein dauerhafter Stresszustand macht krank. Umgekehrt ist es für unser Herz und das gesamte Kreislaufsystem wichtig, immer wieder durch körperliche Aktivität aktiviert zu werden. Hier gibt es einen engen Zusammenhang mit unserer Muskulatur. Wenn wir uns bewegen, werden die aktivierten Muskeln, die jetzt viel Sauerstoff und Nährstoffe brauchen, vorrangig mit Blut versorgt. Die Bewegung unseres Körpers und damit ein bewegtes Herz bewirken eine Fülle an positiven Effekten. Aus zahlreichen Daten medizinischer und gesundheitswissenschaftlicher Studien können wir lernen: Bewegung ist Medizin.

Bewegung schmiert täglich die Gelenke

Laut dem deutschen Robert Koch-Institut(RKI) ist Arthrose die häufigste Gelenkerkrankung weltweit. Gelenkschmerzen entstehen dadurch, dass sich die Knorpelmasse im Gelenk immer mehr abnutzt und dann Knochen an Knochen aneinanderreibt. Das verursacht Schmerzen und nimmt vielen Betroffenen die Lust an Bewegung und sportlicher Betätigung. Von dieser Volkskrankheit sind nicht nur Ältere, sondern durch Bewegungsmangel auch immer mehr Jüngere betroffen.

Dabei ist Sport für die Gelenke, aber auch für die Bänder, Muskeln und Knochen überlebensnotwendig. Ralf Rosenberger, Gelenkspezialist und Unfallchirurg aus Innsbruck, erklärt den Zusammenhang: »Zwischen den Gelenken befindet sich der Knorpel, der quasi als schützender Puffer dient. Der Knorpel ernährt sich über die Gelenkflüssigkeit. Nur durch Bewegung wird die Knorpelsubstanz mit ausreichend Nährstoffen versorgt. Ähnlich wie das Motoröl beim Auto sorgt die Gelenkschmiere, die von der Gelenkkapsel produziert wird und sich als schützender Film über den Knorpel legt, für Gleitfähigkeit und Schutz und gewährleistet, dass der Knorpel optimal gleiten kann. Regelmäßige Bewegung sorgt aber nicht nur für ausreichend Gelenkschmiere und ›ölt‹ somit unsere Gelenke, sondern stärkt auch unsere Muskeln. Die Muskeln wiederum unterstützen die Gelenke in ihren Bewegungsabläufen, da sie weniger belastet werden. Ohne Sport geht die ›Muskelstütze‹ für die Gelenke verloren und ohne Bewegung können die Nährstoffe nicht ausreichend in den Knorpel ›eingeknetet‹ werden.«

Sportliche Aktivität spielt somit eine zentrale Rolle in der Prävention von Gelenkerkrankungen wie Arthrose oder Arthritis. Die Gelenke, Knorpel, aber auch Sehnen leben von Belastung. Eine gesunde Belastung verbessert die Stabilität, Beweglichkeit und die Kraft der Gelenke. Zudem werden sie dadurch besser mit Nährstoffen versorgt. Generell geeignet sind Sportarten mit rhythmischen und gleichmäßigen Bewegungen, wie zum Beispiel Radfahren, Schwimmen, Wandern. Sportarten mit abrupten Bewegungen wie Tennis oder Fußball sollten hingegen vermieden werden.

Regelmäßige Bewegung unterstützt aber nicht nur Gelenke, Knorpel und Muskeln, sondern auch unsere Knochen.

Ein gezieltes Bewegungsprogramm kann bei Osteoporose helfen, indem es den Knochenstoffwechsel anregt, die Knochendichte erhöht und damit die Knochen stärker und belastbarer macht.

Zum ersten Mal in der Geschichte der Menschheit sind wir an einem Punkt angelangt, wo sich der Großteil der Menschen kaum (mehr) bewegen muss, um zu den täglichen Nahrungs- und Lebensmitteln zu kommen.

Im Gegenteil, früher sind wir der Nahrung hinterhergelaufen, jetzt läuft sie uns nach bzw. wird sie per Mausklick zu uns nach Hause geliefert. Wir müssen unsere Nahrung auch nicht mehr mit Pfeil und Bogen jagen und erlegen, sie häuten, ausnehmen und kilometerweit zur Feuerstelle tragen. Nein, sie wird fein säuberlich verpackt und binnen kurzer Zeit zugestellt.

Früher haben sich Menschen keine Gedanken darüber gemacht, ob sie sich bewegen sollen, sie haben es instinktiv getan. Denn nicht nur die Nahrungsbeschaffung verlangte nach körperlicher Aktivität, auch bei drohender Gefahr schaltete der Körper auf ein evolutionäres Überlebensprogramm.

STRESSREAKTION DES KÖRPERS

Fight or flight sind uralte biochemische Kampf- oder Fluchtreaktionen, auf die unser Körper bei Stress und Gefahr heute noch genauso reagiert wie vor Tausenden von Jahren. Ein Alarmsignal aus dem Gehirn setzt Hormone wie Adrenalin und Cortisol frei, Herz- und Atemfrequenz steigen, die Muskeln spannen sich an, der Blutzucker steigt – dem Körper wird mehr Energie zur Verfügung gestellt, um entweder zu kämpfen oder um sein Leben zu rennen.

Heute ist der moderne Mensch zwar nicht mehr von wilden Tieren bedroht, aber es lauern Gefahren anderer Art: Stress, Ärger mit dem Chef oder Streit mit dem Partner reichen aus, um uralte Flucht- oder Kampfreaktionen auszulösen. Mit dem Unterschied, dass wir meist weder fliehen noch kämpfen.

Das permanente »Runterschlucken« von Emotionen führt nachweislich zu körperlichen Belastungen. Werden Adrenalin und Noradrenalin dauerhaft überproduziert, indem wir trotz Ärger am Arbeitsplatz weiter ruhig am Schreibtisch sitzen bleiben (müssen), kann das Herz und Kreislauf schädigen.

Was passiert bei einer Stressreaktion mit dem Körper? Durch die Wahrnehmung von Reizen und deren entsprechender Bewertung entsteht eine Stressreaktion im Gehirn. Es werden Neurotransmitter ausgeschüttet, die das sympathische Nervensystem aktivieren, das wiederum die Nebenniere veranlasst, Stresshormone (zum Beispiel Noradrenalin, Adrenalin, Kortisol) freizusetzen. Dadurch werden wir in »Alarmbereitschaft« versetzt: Der Blutdruck steigt, der Kreislauf wird angeregt und der Stoffwechsel stellt Energie bereit. Muskeln werden vorrangig durchblutet, während die Durchblutung der Eingeweide gedrosselt wird.

Sowohl kämpfen als auch fliehen wären Reaktionen mit hoher Bewegungsaktivität. Diese fehlt jedoch heutzutage meist. Der gestresste Körper verharrt in Bewegungslosigkeit und es kommt zu keinem adäquaten körperlichen Abbau der Stresssituation.

Hält die Stresssituation an, werden im Körper krank machende Prozesse in Gang gesetzt: So können zum Beispiel Blutdruck und Blutzucker hoch bleiben. Dies fördert wiederum Entzündungsreaktionen, die zu Gefäßverkalkungen führen, die ihrerseits wieder zu Bluthochdruck führen können. Ein Teufelskreis entsteht. Wenn die Gefäßverkalkungen die Gefäße des Herzens betreffen, sprechen wir von koronarer Herzerkrankung. Diese wiederum erhöht das Risiko für einen Herzinfarkt.

Durch Dauerstress wird zudem unser Immunsystem negativ beeinflusst, sodass es zu vermehrten Infekten kommt, die für den Körper wiederum Stresssituationen darstellen. Aber auch das Zusammenspiel des wichtigen autonomen Nervensystems, das viele Körperregionen wie ein Netzwerk verbindet, kann in Form einer sogenannten autonomen Dysfunktion gestört werden.

Und nicht zuletzt gibt es Auswirkungen auf unser Verhalten. So kann es passieren, dass man im Stress wieder zur Zigarette oder zu Alkohol greift. Auch stressbedingte Schlafstörungen und Erschöpfungszustände wirken sich langfristig negativ auf unsere Gesundheit aus. Die gesundheitsschädigenden Auswirkungen von zu viel Stress sind in wachsender Zahl in wissenschaftlichen Untersuchungen belegt. So konnte beispielsweise eine schwedische Studie zeigen, dass stressbezogene Erkrankungen häufig zu Herzerkrankungen führen.[3]

Damit Stressoren zum Distress werden, also zu schädlichem Stress, ist die psychische Reaktion (subjektive Bewertungen, Einstellungen etc.) relevant. Hier gibt es mehrere Möglichkeiten, auch therapeutische, auf den Stress zu reagieren. Wir wollen das Thema Stress nicht auf die körperliche Flucht- oder Kampfreaktion reduzieren. Mit der Bewegung haben wir jedenfalls eine stressabbauende, nebenwirkungsfreie »Medizin« zur Verfügung, die jeder Mensch in individuell passender Form umsetzen kann.

HAND AUFS HERZ – BEWEGEN SIE SICH GENUG?

Ich möchte heute einen Lebensmitteleinkauf erledigen. Dazu sitze ich am Computer, gehe auf die Lieferhomepage eines Händlers und klicke auf die gewünschten Produkte. Die Waren werden mir nach Hause geliefert und ich muss sie nur mehr ins Regal und den Kühlschrank räumen. Mit zwei Minuten leichter Bewegungsaktivität ist alles erledigt. Im Jahr 2005 fuhr ich mit dem Auto zum Supermarkt und bewegte mich dort mit dem Einkaufswagen, fuhr dann heim und räumte die Einkäufe weg. Ich war ca. 15 Minuten in leichter Bewegungsaktivität. Im Jahr 1985 ging ich zu Fuß zum Supermarkt und mit dem Einkaufskorb (ein wiederverwendbares Produkt im Sinne der Nachhaltigkeit) wieder zurück. Neben 25 Minuten leichter Bewegungsaktivität kamen nun schon 10 Minuten moderate Bewegungsaktivität und durch das Tragen des vollen Einkaufskorbs auch eine muskelkräftigende Aktivität dazu. 1950 ging mein Großvater mit einem Leiterwagen mehrere Kilometer zum Einkaufen am Markt. Neben einer Stunde leichter Bewegungsaktivität kamen 40 Minuten moderate Bewegungsaktivität mit den Waren auf teilweise bergan gehender Strecke.
Das ist nur ein kleines Beispiel, wie die Modernisierung der Gesellschaft uns mit vielen Annehmlichkeiten von körperlicher Aktivität »befreit« hat.

Laut der Weltgesundheitsorganisation (WHO) bewegen sich weltweit 27,5% der Menschen zu wenig. Der Mangel an körperlicher Aktivität betrifft vor allem reiche Länder.

Die WHO hat sich zum Ziel gesetzt, den Bewegungsmangel der Weltbevölkerung bis 2030 um 15% zu senken. Die in »Lancet Global Health«[4] veröffentlichten Daten machen aber wenig Hoffnung, dass dieses Ziel erreicht werden kann.

Die WHO will zudem die körperliche Aktivität der Menschen deutlich steigern und fordert die Politik auf, die

Sicherheit für Fußgänger und Fahrradfahrer im Straßenverkehr zu verbessern und für mehr Sportangebote und Sportstätten zu sorgen.

Bewegung liegt uns in den Genen – aber nicht mehr im Blut.

Somit müssen wir heute besonders darauf achten, dass wir uns im Alltag ausreichend bewegen. Dabei gibt es drei wesentliche Bereiche, um körperlich aktiv zu werden:

- im Beruf, in Form von arbeitsbezogener körperlicher Aktivität
- im Rahmen von Mobilität, das heißt bei der Bewegung von A nach B, als sogenannte transportbezogene Aktivität
- in der Freizeit, in Form von freizeitbezogener körperlicher Aktivität

Wenn die Menschen daran erinnert werden, regelmäßig Sport zu betreiben, fällt vielen spontan die dritte Kategorie ein. Das kann der wöchentliche Besuch im Fitnesscenter mit Kollegen oder die Yogastunde mit der besten Freundin sein.

Um Bewegung bewusst in den Alltag zu integrieren, wird es aber neben diesen gezielten Freizeitsport-Aktivitäten immer wichtiger, sich generell zu überlegen, in welcher Form und in welchem Umfang jeder Einzelne Bewegung in seinen Alltag einbauen kann.

Seit Beginn des industriellen Zeitalters vor mehr als 100 Jahren hat sich die körperliche Arbeit stark reduziert: Die Fließbänder liefen schneller, die Arbeiter, die diese bedienten, bewegten sich dafür weniger. Die Verbreitung des Fernsehens in den 50er- und 60er-Jahren veränderte das Freizeit- und Bewegungsverhalten einer ganzen Gesellschaft. Auch die technische Entwicklung von Haushaltsgeräten wie Waschmaschinen, Dampfbügeleisen und Co. verringerten die körperlichen Anforderungen im Haushalt.

So gab in einer Studie aus dem Jahr 2015 fast die Hälfte der deutschen Arbeitnehmer und Arbeitnehmerinnen an, während der Arbeit vorwiegend zu sitzen oder zu stehen. Andererseits übten nur mehr 9% der Personen schwere körperliche Arbeit aus.[5]

Ähnlich sieht die Entwicklung im Bereich der transportbezogenen körperlichen Aktivität aus. Früher war es normal, dass die Menschen zu Fuß zur Arbeit oder Schule gingen. Ein damit verbundener, oft stundenlanger Fußmarsch war für die Generation unserer Großeltern zwar beschwerlich, stand aber auf der Tagesordnung. Meine Großeltern sind mit dem Eingang-Rad an den Gardasee zum Zelten gefahren. Als sie das uns Kindern erzählten, glaubten wir ihnen erst, als sie uns alte Schwarz-Weiß-Fotos von diesem Urlaub zeigten.

Heute klingen diese Alltagsgeschichten aus dem vorigen Jahrhundert in Anbetracht der gestiegenen Anzahl der Fahrzeuge auf den Straßen absurd und exotisch. Der Siegeszug des Automobils im 19. Jahrhundert ging mit abnehmendem Nutzen des Fahrrades und der Füße als Transportmittel einher.

Ich kann mich noch erinnern, dass es in Österreich in den 1980ern üblich war, zu Fuß oder mit dem Fahrrad die Einkäufe zu erledigen. Ganz ehrlich: Wer erledigt heute noch den Wocheneinkauf im Supermarkt ohne Auto? Ich selbst bin auch keine Ausnahme. In Österreich wird pro Woche im Schnitt 41 Minuten das Fahrrad als Transportmittel benutzt und durchschnittlich 170 Minuten zu Fuß gegangen.

Nach Angaben des Verkehrsclubs Österreich fahren die Österreicher 34 Kilometer pro Tag mit dem Auto. Da viele Fahrten davon weniger als 5 Kilometer lang sind, könnten sie leicht durch das Fahrrad ersetzt werden. Wenn Sie 1000 Kilometer pro Jahr an Autofahrt durch das Fahrrad ersetzen, sparen Sie außerdem rund 170 Kilogramm Kohlendioxid ein, was der Umwelt guttut. Außerdem können Sie mit dem Fahrrad ab einer Fahrgeschwindigkeit von mehr als

8 km/h (in der Ebene) die moderaten Bewegungseinheiten durchführen. Wenn Sie 80 Kilogramm schwer sind und eine halbe Stunde mit ca. 8 km/h in der Ebene mit dem Rad fahren, haben Sie rund 120 Kilokalorien umgesetzt.[6]

BEDROHUNG »METABOLISCHES SYNDROM«

»Es lebe der Sport, er ist gesund und macht uns hart«, besingt Rainhard Fendrich schon 1982 den zunehmenden Passivsport der Österreicher und bringt es mit der Liedzeile auf den Punkt, in der er schildert, wie die Gesichter jener aussehen, die beim Sport nur zusehen, während sie selbst genüsslich dabei ein Brot verspeisen.

Seit Einführung der Fernsehgeräte in den 50er-Jahren bis hin zu den modernen Streaminganbietern heute konsumieren immer mehr »sportbegeisterte« Menschen ihren Lieblingssport im Sitzen, bei einem Bier oder Glas Wein und Chips. Während durchtrainierte Formel-1-Fahrer im Cockpit schwitzen, Fußballer mit unübersehbarer Wadenmuskulatur dem runden Leder nachjagen oder Schifahrer in Hockchaltung von Stange zu Stange rasen, rast bei den Fernsehzuschauern oder dem Publikum vor Ort maximal der (Ruhe-)Puls. Im Gegensatz zu unseren Sportidolen bewegen wir uns selbst leider oft nicht.

Weltweit zeigt sich eine Zunahme von Übergewicht mit einer Verdreifachung der Rate Übergewichtiger von 1975 bis 2016! Im Jahr 2016 waren laut Berechnungen der WHO weltweit 39% der Erwachsenen (39% der Männer und 40% der Frauen) übergewichtig, 13% (11% der Männer und 15% der Frauen) waren sogar fettleibig. Als Maß für Übergewicht dient der sogenannte Body-Mass-Index (BMI). Der BMI wird berechnet, indem man das Körpergewicht durch das Quadrat der Körpergröße (in Meter) teilt (kg/m^2). Übergewicht liegt bei einem BMI von 25 bis 30 vor. Von Fettleibigkeit spricht man ab einem BMI über 30.[7]

Die Organisation für wirtschaftliche Zusammenarbeit und Entwicklung (OECD) erfasst regelmäßig Gesundheitsdaten der Mitgliedsländer. Im Europabericht des Jahres 2018 finden sich folgende Daten zur Fettleibigkeit: Österreich liegt mit 14,7% Fettleibigkeitsrate leicht unterhalb des EU-Schnitts von 15,7%. In Deutschland ist diese Rate mit 16,4% sogar etwas überdurchschnittlich. Hier kann man die Schweiz mit 10,3% und den europäischen Top-Performer Rumänien mit 9,4% Fettleibigkeitsrate zum Vorbild nehmen.[8]

Körperliche Aktivität ist die wichtigste Maßnahme gegen Übergewicht!

Es gilt als erwiesen: Mangelnde körperliche Aktivität korreliert mit der Zunahme des BMI und des Bauchumfanges. Dabei kann schon geringe, regelmäßige körperliche Aktivität, zum Beispiel Spazierengehen, den BMI reduzieren, mittlere und höhere körperliche Aktivität reduziert zusätzlich den Bauchumfang.[9]

Außerdem erhöht körperliche Aktivität das subjektive Gesundheitsgefühl, wohingegen Fettleibigkeit es reduziert.[10]

Mit regelmäßiger Bewegung können Sie Ihren Körper nicht nur wirksam vor Übergewicht schützen, sondern auch beginnenden Bluthochdruck und Vorstufen der Alterszuckerkrankheit behandeln. Zusätzlich zur medizinischen Behandlung können Sie einige der häufigsten Erkrankungen durch Bewegung nebenwirkungsfrei »ausbremsen«. Auch bei bereits an Diabetes mellitus erkrankten Patienten konnte ein Maßnahmenpaket aus optimaler medizinischer Betreuung und regelmäßiger Bewegung das Auftreten von Folgeerkrankungen des Herz-Kreislauf-Systems deutlich verringern.[11]

Eine durch Bewegungsarmut hervorgerufene Fettleibigkeit kann weitere Störungen unserer Körperfunktionen nach sich ziehen. Wenn dann noch die Blutfettwerte deutlich von den Normwerten abweichen, der Ruheblutdruck zu steigen beginnt und der Blutzuckerspiegel das gesunde Maß übersteigt, spricht man vom sogenannten metabolischen Syndrom. Wenn bereits ein metabolisches Syndrom vorliegt, ist eine medizinische Betreuung zusätzlich zur Lebensstiländerung angezeigt. Menschen mit metabolischem Syndrom haben nämlich ein deutlich erhöhtes Risiko für Herz-Kreislauf-Erkrankungen. Wodurch wird hier das Herz belastet? Der Bluthochdruck führt einerseits zu einer direkten Herzbelastung, da dieses das Blut gegen einen höheren Gegendruck auswerfen muss. Die Folgen dieser Belastung sind Wandverdickungen des Herzens, aber auch Gefäßverkalkungen im gesamten Körper. Die Fettleibigkeit führt zu einer permanenten Belastung des Herzens. Eine pathologische Vergrößerung der Herzhöhlen und Beeinträchtigungen der Herzmuskelfunktion sind bekannte Folgen am Herzen.[12] Die schweren Folgen wie Herzinfarkt und Schlaganfall können zum vorzeitigen Tod, in jedem Fall aber zu einer Lebensqualitätsbeeinträchtigung führen. Aber kann hier Bewegung nicht mehr nur zur Vorbeugung, sondern therapeutisch etwas beitragen?

BEWEGUNG ALS MEDIKAMENT

Wenn bereits erste fassbare Krankheitszustände aufgetreten sind wie Fettleibigkeit, Auffälligkeiten im Bereich der Blutfette, des Blutzuckers oder des Bluthochdrucks, sollten Sie den Lebensstil mit medizinischer Begleitung ändern.

Vor Aufnahme einer sportlichen Aktivität, vor allem im hohen Aktivitätsbereich, sollte eine ärztliche Gesundenuntersuchung stattfinden. Hierbei geht es nicht um ein Abraten von körperlicher Aktivität, sondern um die wohldosierte Aufnahme und adäquate Steigerung derselben. Das Herz-Kreislauf-System und der Bewegungsapparat sollen schließlich nicht überlastet werden. Sie können sich vorstellen, dass Sie untrainiert und mit Übergewicht Ihrem Körper einfach ausreichend Zeit mit dem individuell passenden Training geben müssen. Die Abnahme des Fettanteils, der Aufbau der Muskulatur und das Herztraining brauchen ihre Zeit. Ein Jahresplan bringt hier die richtige Einschätzung. Eventuell ist auch eine medikamentöse Therapie angezeigt.

Eine Reduktion der sitzenden Tätigkeit und leichte bis moderate körperliche Aktivität können sie generell sofort aufnehmen. Natürlich sollten Sie das, abhängig von ihrem aktuellen Trainingszustand, ebenfalls schrittweise tun. Mehr dazu in Kapitel 2. Aber dann gilt: Bewegung wirkt wie ein Medikament! So konnte in einer Meta-Analyse der London School of Economics gezeigt werden[13], dass körperliches Training bei Bluthochdruckpatienten ähnlich stark wirkt wie Blutdruckmedikamente. Eine andere Metastudie (Anm. in mehreren bereits veröffentlichten wissenschaftlichen Studien[14] zu dieser Fragestellung) zeigte eine starke positive Wirkung von Bewegungstraining zur Verbesserung des Überlebens bei Patienten mit koronarer Herzerkrankung, nach Schlaganfall und mit Vorstufen der Zuckerkrankheit (Prediabetes). Die Wirkung war ähnlich wie die der Medikamentenbehandlung.[15]

Somit kann man Bewegung als »Medikament« einsetzen. Es soll natürlich nicht auf eine gegebenenfalls zusätzlich notwendige medizinische Behandlung verzichtet werden. Aber es ist möglich, dass Ihr behandelnder Arzt als Folge eines regelmäßigen Trainings einzelne Medikamente reduzieren oder gar ganz weglassen kann.

Wenn man Bewegung als »Allroundmedikament« für die gesamte Bevölkerung betrachtet, sieht man einen großen Effekt für die Gesundheit.

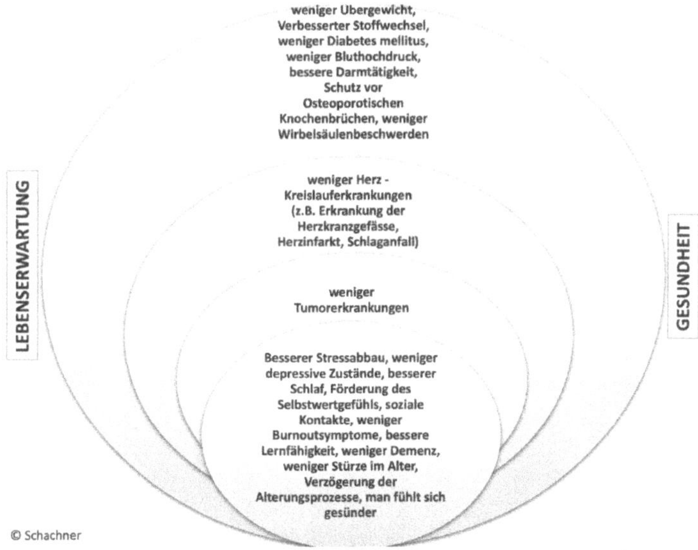

Abbildung: Die positiven Effekte von Bewegung auf Körper und Geist fördern die Gesundheit und führen zu höherer Lebenserwartung.

Sportwissenschaftler der Universität Wien haben in einem breit angelegten Vergleich von 80 internationalen Studien mit insgesamt 1,3 Millionen Teilnehmern 2011 nachgewiesen, dass regelmäßige Bewegung die Gesundheit fördert und das Leben verlängert.

Schafften die Teilnehmer die von der WHO empfohlenen 150 Minuten (2,5 Stunden) pro Woche moderater Alltags- oder Freizeitbewegung, sank ihr Sterberisiko um 10%. Kamen die Teilnehmer dabei richtig ins Schwitzen, profitierten sie doppelt: Ihr Risiko, frühzeitig zu sterben, sank um 22%. Fünf Stunden zu Fuß gehen senkte das Sterberisiko um 14%. Trieben die Teilnehmer fünf Stunden Sport pro Woche, nahm die Gefahr sogar um 39% ab.

Die Ergebnisse des Forschungsprojekts in Kooperation mit Public-Health-Medizinern und Epidemiologen der Universitäten Bern und Bristol wurden in der Fachzeitschrift »International Journal of Epidemiology 2011« veröffentlicht. Wir haben für Sie die Effekte der unterschiedlichen Bewegungsaktivitäten in Abhängigkeit von der Dauer pro Woche in der folgenden Abbildung aufgearbeitet.

Quelle: Samitz et al. Int J Epidemiol. 2011

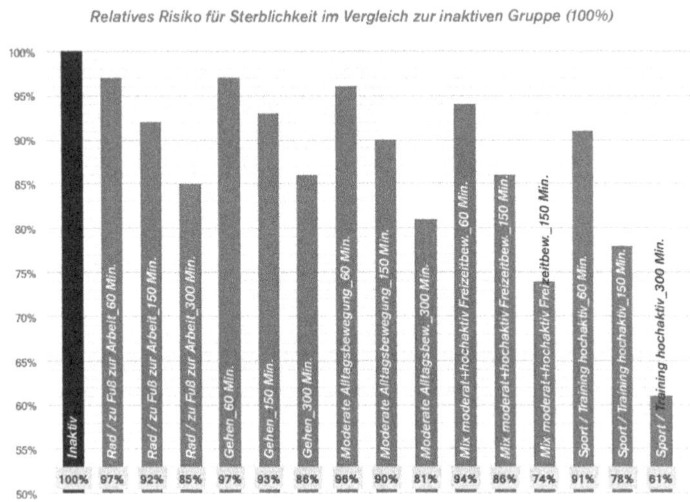

Abbildung: Zeigt, um wie viel niedriger das Risiko zu sterben ist, wenn man wöchentlich unterschiedliche Bewegungsarten ausübt im Vergleich zur inaktiven Gruppe. Der Vergleich ist in Prozent (%) dargestellt mit dem Vergleichswert von 100% der inaktiven Gruppe. Die y-Achse geht von 50% bis 100% zur besseren Unterscheidbarkeit der Säulenhöhen. Die inaktive Gruppe war im Median 11 Minuten pro Woche bewegungsaktiv. Für die verschiedenen Bewegungsarten ist die Aktivitätsdauer jeweils für 60, 150 und 300 Minuten (Min.) pro Woche dargestellt. Die Bewegungsarten sind: 1. Zu Fuß oder mit dem Fahrrad zur Arbeit gehen/fahren. 2. Unterschiedliche Arten zu gehen (Spazierengehen bis schnelles Gehen zum Trainieren). 3. Moderate Alltagsbewegung umfasst Hausarbeit, Gartenarbeit, Stiegen steigen, Gehen und Radfahren im Alltag (zum Beispiel Einkaufen etc.). 4. Mix aus moderaten und hochaktiven Freizeitaktivitäten 5. Sportliche Aktivitäten im hohen Aktivitätsbereich.
Grafik erstellt durch T. Schachner mit Zahlen aus der Publikation: Samitz et al. Int J Epidemiol. 2011

»MEIN OPA IST AUCH NIE JOGGEN GEGANGEN UND IST ÜBER 100 GEWORDEN«

Wenn ich an Opa denke, dann fallen mir zwei Dinge ein: seine blaue, von Oma öfters geflickte Arbeitshose und sein gestricktes Käppchen, das er täglich in seinem über 100-jährigen Leben getragen hat.

Als Kind habe ich mich nie gefragt, warum er täglich seine Arbeitshose getragen hat, heute weiß ich das. Weil er immer aktiv war. Erinnern kann ich mich an ihn nur mehr in seiner Pension. Er hat mir erzählt, dass er durch sein hohes Alter mehr Jahre in der Pension als im aktiven Arbeitsleben verbracht hat. Aber dennoch war er täglich körperlich aktiv, obwohl er nie joggen gegangen ist.

Mein Opa war Jahrgang 1906, er hat zwei Weltkriege miterlebt und finanziell bedingt sehr spät den Führerschein gemacht. Aufgrund der mangelnden Praxis war er kein begnadeter Autofahrer, er nutzte das Auto nur einmal pro Woche für den Großeinkauf. Alles andere erledigte Opa zu Fuß. Er ging zu Fuß zur Bank, zum Arzt und in die Stadt. Geschuldet war das seiner Sparsamkeit und weil es bei uns, in einem höher gelegenen Stadtteil Innsbrucks, keine Busverbindung gab und bis heute nicht gibt.

Opa und Oma haben unser Haus Ende der 50er-Jahre mit ihren eigenen Händen gebaut, sie haben alles selbst gemacht. Somit waren sie gezwungen, täglich körperlich aktiv zu sein. Wenn Opa und Oma im Haus gerade nichts zu reparieren oder basteln hatten, werkten sie im Garten. Meine Oma hatte ein begnadetes Händchen und hielt sich mit der Gartenarbeit fit bis an ihr Lebensende mit 95 Jahren.

Opa hat bis auf die letzten paar Monate seines Lebens, er ist im 103. Lebensjahr verstorben, selbständig mit der Unterstützung meiner Eltern in seinem Haus gelebt. Die Ärzte haben ihm dank seines aktiven Lebens mit täglich körperlicher Bewegung ein extrem starkes und gesundes Herz attestiert.

»In Österreich ist seit 2010 die Anzahl der Autos stärker gestiegen als die Einwohnerzahl!« So titelten die Presseaussendung des Verkehrsclubs Österreich und daraufhin mehrere Tageszeitungen im Land. Und wie sieht es im Verlauf der letzten 70 Jahre aus? Die Zahl der Pkw ist von weniger als einer halben Million im Jahr 1960 auf 5 Millionen Pkw im Jahr 2019 angewachsen. Das bedeutet eine Verzehnfachung der Pkw-Zahl in diesem Zeitraum. Die österreichische Bevölkerung ist im gleichen Zeitraum von ca. 7 Millionen auf ca. 8,8 Millionen gestiegen. Das heißt, die Zahl der Pkw pro Einwohner ist deutlich angestiegen. Das ist zumindest ein Hinweis, dass wir heutzutage im Alltag mehr motorisiert als mit eigener Muskelkraft unterwegs sind als im letzten Jahrhundert.[16]

Die Generation unserer Großeltern besaß oft kein Auto, sie waren gezwungen, fast alle Besorgungen zu Fuß zu erledigen. Dazu kam ein in der Nachkriegszeit stark körperlich geprägter Alltag:

Viele können sich noch an die Sprüche aus der Kindheit erinnern, wie »Wer rastet, der rostet« oder «Sich regen bringt Segen«, mit denen uns unsere Großeltern zur Aktivität angetrieben haben. Meist ist es dabei um körperliche Mithilfe im Haushalt oder Garten gegangen, wie ernten, Rasen mähen oder Wäsche aufhängen.

Auch als Stadtmensch mit Auto und ohne Garten zu ausreichender Bewegung zu kommen, ist heute einfacher denn je. Es gibt eine Fülle an Möglichkeiten und Angeboten: vom zügigen Spaziergang zum Bergwandern, vom Nordic Walking zum Yoga, vom Radfahren zum Schifahren, vom Schwimmen zum Fußball, vom Jogging zu Pilates.

Es gibt heute mehr sportliche Angebote denn je und jeder kann sich das aussuchen, was ihm oder ihr am meisten liegt. Denn es ist ebenfalls erwiesen, dass der innere Schweinehund leichter überwunden wird, wenn Sport Spaß macht: In der Studie des Instituts für Sportwissenschaft der Universität Wien[17] »Warum (nicht) Sport«, 2017, wurden 1000 Probanden zu Motivatoren und Demotivatoren im Breitensport befragt: Wenn Bewegung Spaß macht und nicht aus Pflichtgefühl oder schlechtem Gewissen heraus ausgeübt wird, ist Mann oder Frau natürlich motivierter. Laufen liegt laut dieser Studie absolut im Trend – und wird von Anfängern bzw. Untrainierten selten als lustvoll empfunden. Doch je öfter man läuft, desto eher läuft auch die Freude mit, wissen viele aus eigener Erfahrung. Dauerläufer oder jene, die für einen Marathon trainieren, beschreiben sich nicht selten als süchtig nach dem Laufen. Bewegung ist aber nicht nur lustvoll für den Körper, sondern auch für die Seele.

»Die erste halbe Stunde laufe ich für meinen Körper, die zweite halbe Stunde für die Seele«, so George Sheehan, Kardiologe, Athlet und Autor des internationalen Bestsellers »Running & Being«.

Kinder haben einen natürlichen Bewegungsdrang, sagt Prof. Otmar Weiß in der Studie. Erst im Lauf der Kindheit geht diese intrinsische Motivation bei vielen verloren. »Die Kindheit ist auch das goldene Zeitalter, um Sportarten motorisch zu lernen«, plädiert Weiß für möglichst frühes Beginnen. Andererseits gilt auch: Zu spät ist es nie. »Im höheren Alter lernt man Sportarten schwerer, aber es funktioniert dennoch mit entsprechender Geduld.«

SEIEN SIE EIN TIER!

Was macht eine Katze, wenn sie erwacht? Das haben Sie bestimmt schon mal beobachtet, oder? Sie reckt und streckt sich am Morgen, wenn sie aufsteht, auch wenn sie dabei noch gähnt. Sie dehnt mit dem Katzenbuckel bereits ihre Muskeln und Sehnen, ein tierischer Sonnengruß. Auch der Hund will morgens nicht bloß Gassi gehen, er will und braucht die Bewegung. Hundebesitzer wissen, dass nur ein körperlich ausgelasteter Vierbeiner auch ein gut erzogener und folgsamer Hund ist.

Was passiert aber, wenn der moderne Mensch weniger (Überlebens-)Instinkt zeigt als seine Haustiere und er seinen Steinzeitkörper zu wenig bewegt?

Mit dieser Frage beschäftigte sich die weltweit angelegte PURE-Studie. Sie zeigte an 130.000 Personen eindrucksvoll, dass körperliche Aktivität uns Menschen vor schweren Herz-Kreislauf-Erkrankungen wie Herzinfarkt, Herzinsuffizienz oder Schlaganfall schützt. Aber sie bewies uns auch – und das ist das eigentlich Spektakuläre –, dass wir es täglich selbst in der Hand haben, unser Leben zu verlängern.

Dazu müssen wir nicht wie Wah-Com-Mo jeden Tag 18 Kilometer durch den Amazonasdschungel laufen. Nein, wir können mit kleinen Einheiten beginnen. *10 Minuten pro Tag* durchgehende, zumindest moderate Bewegung, welche das Dauer-Sitzen unterbricht, reduziert schon das Risiko, frühzeitig zu sterben oder an einer schweren Herz-Kreislauf-Pathologie zu erkranken.[18] Aber mit mehr Bewegung können Sie Ihre Gesundheit noch deutlich mehr fördern! Für die PURE-Studie war ein starker positiver Effekt beispielsweise bei 150 Minuten Freizeitsport pro Woche zu sehen. Da diese Studie weltweit durchgeführt wurde, waren viele Länder dabei, in denen körperlich anstrengende Arbeit einen höheren Anteil am Alltagsleben hat. Es zeigte sich, dass sowohl beruflich bedingte körperliche Aktivität als auch sportliche Freizeitaktivität das Leben nachweislich verlängern![19]

Auch der Wissenschaftler Wen stellte 2011 in einer umfassenden Kohortenstudie über acht Jahre an 416.175 Menschen aus Taiwan Ähnliches fest: 15 Minuten moderate körperliche Aktivität pro Tag führten zu einer 14%igen Reduktion der Gesamtsterblichkeit und einer um drei Jahre höheren

Lebenserwartung im Vergleich zu einem Leben ohne jegliche körperliche Anstrengung. Dieselbe Studie fand auch eine weitere Reduktion der Gesamtsterblichkeit um 4% pro weitere 15 Minuten täglicher moderater körperlicher Aktivität.[20]

Das heißt, wir haben es jede Woche aufs Neue selbst in der Hand, unser Leben zu verlängern! Sei es mit einem ausgedehnten Spaziergang, einem abendlichen Power Walk oder einer munteren Joggingrunde vor dem Frühstück.

Die am einfachsten auszuführende Bewegung ist das Gehen. Für diese Bewegungsart ist der menschliche Körper immerhin »entworfen« worden. Wenn so eine zehn Minuten dauernde flotte Geh-Einheit an zumindest vier Tagen pro Woche durchgeführt wird, wäre das ein schönes und auf jeden Fall machbares Bewegungsziel. Dieses Ziel ist doppelt lohnend: Erstens verbessern Sie Ihre Gesundheit, zweitens erhöhen Sie die Wahrscheinlichkeit, im weiteren Verlauf sportlich aktiv zu werden.

IHR HERZ SCHLÄGT DURCH BEWEGUNG HÖHER? BRAVO!

Unser Körper hat einen gewissen Stoffwechselumsatz, auch wenn er sich in kompletter Ruhe befindet. Denn auch dann atmen wir, unser Herz pumpt Blut in den Kreislauf, das Gehirn und die anderen Organe arbeiten. Dieser Ruhe-Energieverbrauch wurde als 1 MET (Metabolisches Äquivalent) definiert.

Wenn wir unseren Körper in Bewegung bringen, verbrauchen wir ein Vielfaches des Ruhezustands: Wir werden körperlich aktiv!

Wir sprechen von *leichter körperlicher Aktivität*, wenn der Verbrauch bei weniger als 3 MET-Einheiten liegt. Und jetzt wird's wichtig: Um unseren Körper und damit auch das Herz-Kreislauf-System zu »trainieren«, müssen wir zumindest in die moderate (sozusagen »mittlere«) Aktivitätsstufe kommen.

Bei *moderater Bewegung* geraten Sie schon etwas außer Atem und Ihr Herz wird schneller schlagen. Sie kommen hier vielleicht schon mal ins Schwitzen und können definitiv nicht mehr singen. Bei leichter Aktivitätsstufe, zum Beispiel gemütlich in der Ebene spazieren gehen, können Sie ein Liedchen anstimmen. Zumindest könnten Sie es theoretisch.

Wenn Sie regelmäßig moderate Bewegung durchführen, werden Sie sich dabei mit anderen Personen unterhalten im Sinne von sprechen können. Bei *hoher Bewegungsstufe* wird die Atmung noch rascher und das Herz schlägt noch schneller – alles hängt natürlich vom individuellen Trainingszustand ab. In die hohe Bewegungsstufe fallen alle Aktivitäten, die 6 MET-Einheiten oder mehr aufweisen. Jetzt kommen Sie sicher ins Schwitzen und Reden ist nur noch in Form kurzer Wortwechsel möglich.

In zahlreichen wissenschaftlichen Untersuchungen wurden die MET-Werte für bestimmte Tätigkeiten gemessen. Wir haben für Sie eine Tabelle zusammengestellt, in der Sie sich eine Tätigkeit oder Sportart suchen und Ihr persönliches Bewegungsziel berechnen können.

Hohe Bewegungsaktivität ←	Moderate Bewegungsaktivität ←	Leichte Bewegungsaktivität
• Bergsteigen • Bergwandern ab 4.5 km/h mit mind. 6% Steigung • Nordic Walking bergauf • Laufen/Jogging • Radfahren eben mind. 16 km/h • Mountainbiken (ohne Motor) • Beachvolleyball (auf Sand) • Langlaufen • Schifahren schwere Piste • Schitouren gehen • Schwimmen zügig • Schwimmen im Meer / See • Kanu/Rudern > 6,5 km/h • Inlineskating schnell • Laufen am Laufband • Hometrainer Rad hohe Aktivität • Step Aerobic • Gymnastik/Turnen hochaktiv • Liegestütz, Klimmzüge • Diverse Kampfsportarten • Seilspringen • Hampelmann-Springen • Tennis – Einzel • Die meisten Wettkampfsportarten wie: Fußball, Basketball, Landhockey, Eishockey, Handball etc. • Squash • Aquajogging • Tanzen anstrengend • Forstarbeit	• Gehen 5-7 km/h • Gehen 100 Schritte pro Minute (3MET) • Wandern • Schieben eines Kinderwagens oder Rollstuhls • Nordic walking eben • Radfahren eben 8-15 km/h • Golf (Schläger selbst schieben oder tragen) • Basketball – Körbe werfen • Bogenschiessen • Schifahren moderat • Volleyball (nicht auf Sand) • Schnorcheln • Kanu/Rudern < 6,5 km/h • Stand-up paddeln gemütlich • Fischen im Fluss bewegend • Jagen • Reiten gemütlich • Inline skating gemütlich • Eislaufen < 15 km/h • Skateboarden • Gartenarbeit • Aktives Spielen mit kleinen Kindern • Rasenmähen gehend • Stiegen steigen langsam • Curling • Badminton • Tanzen • Hausarbeiten wie Boden wischen, Fenster putzen, staubsaugen, Garage aufräumen, schwere Müllsäcke tragen, Tasche mit Lebensmitteln tragen, Betten machen und Bettwäsche wechseln • Pflege eines Erwachsenen (Baden, anziehen) • Heimwerker-Arbeiten wie Dachrinne reinigen, Fußboden schleifen, ausmalen, anstreichen, tapezieren etc. • Leichtes Schneeschaufeln	• Langsam Spazierengehen • Leichte Dehnungsübungen • Garten gießen • Tai Chi (3MET) • Zu den Nachbarn oder Freunden spazieren • Den Hund ausführen (3MET) • Eine Kulturveranstaltung besuchen wie Museum, Kunstgalerie, Ausstellung etc. • Leichte Dehnungsübungen • Pilates (3 MET) • Yoga leicht • Billiard spielen • Darts spielen • Frisbee spielen (3MET) • Minigolf spielen • Leichte Hausarbeit (Kochen, Tisch decken und abräumen, Einkaufen gehen, bügeln, Wäsche aufhängen, Pflanzen gießen, Glühbirnen wechseln • Im Sitzen mit kleinen Kindern spielen • Aufstehen zum Telefonieren, Texten • Instrument spielen im Sitzen • Selbständig ankleiden • Selbständige Körperpflege (Waschen, Duschen, Rasieren, Zähneputzen etc.) • Sportveranstaltung als Zuschauer mit Bewegung

Tabelle mit ***Beispielen*** *für die Stufen bestimmter Bewegungsaktivitäten. Bitte beachten Sie, dass man die Aktivitäten grundsätzlich mit unterschiedlicher Anstrengung ausüben kann. Die Daten in dieser Tabelle wurden aus verschiedenen Studien zusammengestellt und repräsentieren eine durchschnittliche Ausübung.*

GEHEN SIE SPORTLICH FREMD!

Trotz weltweit abnehmender körperlicher Bewegung steigt das Image eines sportlich aktiven Freizeitstils, Lifestyle-Plattformen, Fitness-Blogs und Bewegungsapps boomen. Die freizeitbezogene körperliche Aktivität hat insbesondere für die Länder der Europäischen Union einen hohen Stellenwert erlangt. Hier ermutigen uns Zahlen aus Deutschland, die einen kontinuierlichen Anstieg von sportlich aktiven Personen in den letzten 10 Jahren verzeichnen.[21]

Viele von uns haben sich bereits in der Jugend auf eine Sportart festgelegt. Wir haben vielleicht im Damenteam der Schul-Volleyballmannschaft oder beim regionalen Fußballclub gespielt.

Zahlreiche Menschen, die in den Alpen wohnen, sind quasi mit den »Brettln« auf die Welt gekommen und fahren Schi, seit sie denken können. Andere hat es zu Tanz und Ballett hingezogen und wieder andere zu »wilderen« und abenteuerlichen Sportarten wie Snowboarden, Downhillbiken oder Kitesurfen.

Egal welche Sportart man im Laufe des Lebens für sich entdeckt hat, es ist nie zu spät, sportlich etwas Neues auszuprobieren. Die Schweizer sind hier ein gutes Vorbild. So üben sportlich aktive Eidgenossen im Durchschnitt 3,8 Sportarten aus. Diese Vielfalt erklärt vielleicht auch, warum zwei Drittel der Schweizer regelmäßig Sport betreiben. Es ist einfach interessanter, sich vielfältig zu bewegen.

Auch von medizinischer Seite ist es empfehlenswert, mehrere Sportarten zu betreiben. So werden unterschiedliche Teile des Bewegungsapparates bewegt und trainiert. Außerdem können neben der Ausdauer auch schwerpunktmäßig die Schnellkraft oder die Koordination oder das Gleichgewicht verbessert werden.

Somit möchten wir Ihnen nahelegen, dass Sie zusätzlich zu Ihrem Lieblingssport einmal etwas Neues ausprobieren. Sie müssen nicht unbedingt eine Breitensportart wählen, vielleicht hat es Sie immer schon zu einer exotischeren Aktivität wie Bauchtanz, Unterwasserrugby oder Tamburello hingezogen?

Lesen Sie die regionale Zeitung oder studieren Sie das Angebot von Weiterbildungsunternehmen wie Volkshochschulen oder Berufsförderungsinstituten.

Fragen Sie andere Leute, da knüpfen Sie auch gleich neue soziale Kontakte, oder suchen Sie nach Interessensgruppen auf Social Media. Es ist ein tolles Gesprächsthema. Sie werden sehen.

Sie sind kein Wettkampftyp? Sie wollen nicht um 2 Sekunden schneller laufen als Armin oder Petra? Da sind Sie nicht der/die Einzige. Sie sind sogar in der absoluten Mehrheit. Lediglich 5% der EU-Bürger haben den Wettkampf als Motiv für sportliche Aktivität. Für die gesundheitsfördernde Bewegung sind das »Gemeinsam« und der damit entstehende soziale Kontakt sogar ein wesentlicher Mehrwert.

FACTBOX ***HERZBEWEGUNG***

- Bewegung verlängert Ihr Leben!
- Bewegung schützt vor »Zivilisationskrankheiten« wie Herzinfarkt, Diabetes mellitus, Schlaganfall, Übergewicht oder metabolischem Syndrom.
- Gesundheitsförderndes Bewegungsziel: 150 Minuten moderate oder 75 Minuten hohe körperliche Aktivität pro Woche.
- Bei akuter Erkrankung geben Sie dem Körper die Möglichkeit zur Ruhe und zur Erholung.
- Bei chronischer Erkrankung ist meist auch leichte bis moderate Bewegung empfohlen! Besprechen Sie sich mit Ihrem Arzt.
- Jede Bewegung ist besser als keine! Schon 15 Minuten tägliches Schwitzen senkt die frühzeitige Sterblichkeit um 14%.
- Bauen Sie tägliche Bewegung in Ihr Leben ein: Lassen Sie 2- bis 3-mal wöchentlich Ihr Auto stehen und gehen Sie zu Fuß ins Büro. Damit tun Sie Gutes für Ihr Herz und unsere Umwelt.

2.

Wer länger sitzt, ist früher tot

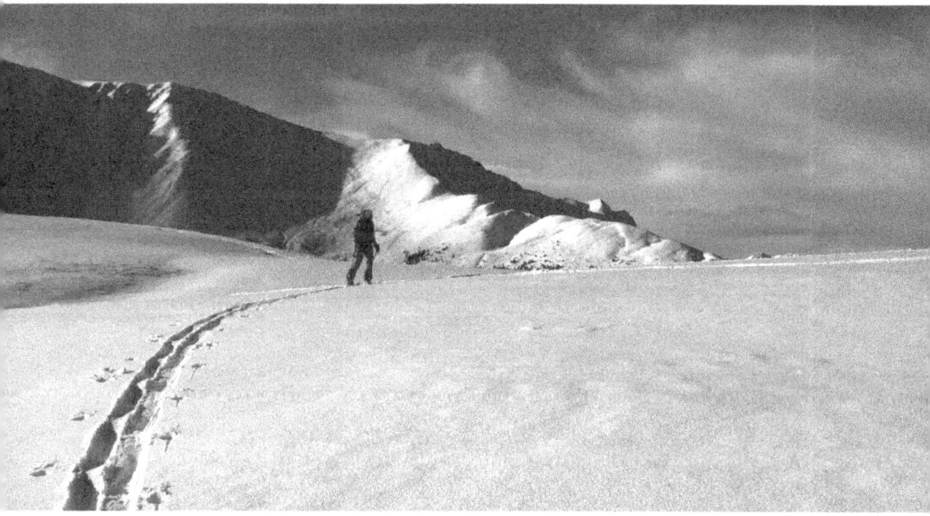

Den ersten Schritt machen ist das Wichtigste, wie hier den ersten Schritt im Schnee

»Völlig losgelöst von der Erde schwebt das Raumschiff völlig schwerelos« mit Major Tom in den 80er-Jahren durch das Weltall. Major Tom grüßt noch ein letztes Mal seine Frau und entschwindet dann mit den Worten »Mir wird kalt« ins Licht.

Neben der Kälte im Weltraum setzt Major Tom aber auch die Schwerelosigkeit zu:

Unsere Knochen brauchen die Schwerkraft, um stark und stabil zu bleiben. Im Weltall zieht kein Gewicht an ihnen und würde Tom ohne Weltraum-Fitness durchs All treiben, würden seine Knochen weich werden und seine Muskeln verschwinden.

Nach bereits zwei bis drei Monaten ohne Training, das wissen all jene, die bereits eine schwere Krankheit oder eine Reha nach einem Unfall hinter sich haben, schwächelt unser Körper. Unsere Knochen, unsere Muskeln, unser ganzer Bewegungsapparat möchte täglich gebraucht werden.

Würde Major Tom im Weltraum nicht täglich trainieren und nach 6 Monaten wieder auf der Erde landen, würde er nicht überleben. Völlig losgelöst im Weltraum, würden sich seine Knochen und Muskeln ohne Aktivierung quasi »auflösen«.

Aus diesem Grund stehen bei den Astronauten täglich mindestens zwei Stunden Fitness-Training auf dem Programm, das bestätigt auch der deutsche Astronaut Alexander Gerst: »Es ist ein sehr wichtiger Teil für Astronauten, weil dadurch, dass in der Schwerelosigkeit unser Knochen- und Muskelsystem nicht mehr täglich belastet wird, weil die Schwerkraft fehlt, muss man das ersetzen. Sonst würde sich die Muskelmasse abbauen, sonst würde sich die Knochenmasse abbauen. Das würden wir nicht überleben, wenn wir dann nach einem halben Jahr wieder auf der Erde landen. Deshalb haben wir jeden Tag um die zwei, zweieinhalb Stunden Sport, die wir durchführen. Wir belasten unsere Muskeln mit komplizierten Seilzügen, wir laufen auf einem

Laufband oder Ergometer. So stellen wir sicher, dass wir in einer guten Verfassung wieder zurück zur Erde kommen!«

Das tägliche Fitness-Training ist somit nicht nur ein Überlebensprogramm für Astronauten, sondern für alle Menschen. Wir sind genetisch nicht für Stillstand gemacht, sondern müssen uns bewegen, um gesund zu bleiben. Unser Vorteil gegenüber Astronauten ist, dass wir dank der Schwerkraft keine komplizierten Trainingsgeräte verwenden müssen, es genügt schon unser eigenes Körpergewicht beim Gehen, Laufen und jeder anderen sportlichen Bewegung.

DAUERSITZEN IST DAS NEUE RAUCHEN

Wir alle wissen, dass Rauchen unsere Gesundheit gefährdet. Inzwischen hat das nicht nur die österreichische Bevölkerung durch das Unterschreiben des Nichtraucherschutz-Volksbegehrens bestätigt, sondern auch die österreichische Bundesregierung anerkannt und ein Rauchverbot in der Gastronomie seit November 2019 in Österreich eingeführt. In Deutschland gilt übrigens das Gastronomie-Rauchverbot schon seit 2007, in der Schweiz seit 2010.

Weniger bekannt sind leider die krank machenden Auswirkungen von zu wenig Bewegung im Alltag. Diese Tatsache haben wir zum Anlass genommen, dieses Buch, das Sie gerade in Händen halten, zu schreiben.

Wir haben im ersten Kapitel ebendiese Auswirkungen angesprochen. Um es aber noch drastischer auszudrücken: Wir leiden nicht nur an einem Zuwenig an Bewegung, sondern konkret an einem Zuviel an Sitzen.

So gibt im Eurobarometerbericht 2017 die beachtliche Menge von 15% der EU-Bürgerinnen und -Bürger an, nicht einmal 10 Minuten am Stück pro Woche zu Fuß zu gehen.

Und fast die Hälfte der EU-Bevölkerung (47%) macht keinerlei moderate Bewegung.

Das heißt im Umkehrschluss, dass wir zu viel Zeit des Tages entweder sitzen oder liegen. Dieses viele Herumsitzen, umgangssprachlich auch gerne als Chillen bezeichnet, hat in der Wissenschaft sogar schon einen eigenen Namen bekommen: Sedentarismus (lateinisch: sedere = sitzen).

Wenn wir zu viel Zeit am Tag sitzen, macht das krank. So fand eine Studie bei Personen, die länger als zehn Stunden täglich saßen, ein um ca. ein Fünftel höheres Risiko für Herz-Kreislauf-Erkrankungen und Schlaganfall als bei denjenigen, die fünf Stunden oder weniger pro Tag saßen. Je länger wir sitzen, desto unwohler fühlen wir uns auch seelisch und desto eher machen sich Zeichen von Depressionen bemerkbar.

Wir sitzen aber nicht nur im Büro oder im Auto, sondern es ist auch unsere Lieblingsbeschäftigung, wenn wir abends heimkommen und vor dem Fernseher Platz nehmen. Schon zwei Stunden vor dem Fernsehbildschirm erhöhen neben Herz-Kreislauf-Erkrankungen auch das Risiko, an Diabetes mellitus zu erkranken.[22]

Es gibt eindrucksvolle Berechnungen über den Krankheitswert körperlicher Inaktivität: Sie soll weltweit für 9% der vorzeitigen Todesfälle, 7% des Diabetes mellitus Typ 2, 10% der Brustkrebsfälle und 10% der Dickdarmkrebsfälle verantwortlich sein.[23]

Aber wie viel Zeit verbringen wir nun tatsächlich im Sitzen? In der EU geben 12% der Befragten an, über 8,5 Stunden an einem gewöhnlichen Tag zu sitzen. Die Werte sind für Deutschland mit 12% und Österreich mit 9% ähnlich. Da diese Zahlen auf einer Selbsteinschätzung mit Fragebogen basieren und sie nur mit einer Frage abgefragt wurden, tragen sie das Risiko der Unterschätzung.

Zwischen 2006 und 2016 hat sich die Anzahl der Büroarbeitsplätze um knapp 16% auf 17,6 Millionen erhöht[24], wobei Berlin mit 879.000 Büroarbeitsplätzen die Spitzenposition in Deutschland einnahm. Eine weitere deutsche Studie[25] zeigt auf, dass jeder zweite Mitarbeiter quer durch alle Branchen an einem Computerarbeitsplatz sitzt. Besonders hoch ist der Anteil der sitzenden Mitarbeiter bei Banken, Finanzdienstleistern, Versicherungen, IT- und Beratungsunternehmen.

Wenn wir zu den 17 Millionen Mitarbeitern vor ihren Arbeits-Computern noch die 11 Millionen Schüler und 2,85 Millionen Studenten addieren, die aufgrund der Art unserer Wissensvermittlung in Schulen und Unis leider ebenfalls sitzen (2016: 11 Millionen Schüler, 2,85 Millionen Studenten laut statistischem Bundesamt 2017), plus die 3 Millionen Pflegebedürftigen, dann kommen wir bereits auf über 40% aller Deutschen, die den größten Teil ihres Alltags sitzend verbringen.

In Österreich gibt es zwar keine konkreten Zahlen über die Anzahl der sitzenden Mitarbeiter und Mitarbeiterinnen quer über alle Branchen, aber die Ergebnisse dürften ähnlich sein. Gibt man auf einem bekannten Jobportal die beiden Kriterien »sitzende Tätigkeit« und »österreichweit« ein, bekommt man über 21.000 von insgesamt 81.000 Jobangeboten ausgespuckt. Jeder vierte angebotene Job wird somit sitzend ausgeübt.

VOM HOMO SAPIENS ZUM HOMO SEDENS

Ganz schleichend, über Jahrzehnte hinweg, haben wir unsere »selbstverständlichen« alltäglichen Bewegungsaktivitäten reduziert. War es beispielsweise früher noch normal, die Lebensmitteleinkäufe zu Fuß oder mit dem Fahrrad zu erledigen, ist es heutzutage eher die Ausnahme. In Österreich werden beispielsweise zwei Drittel der Lebensmitteleinkäufe mit dem Auto erledigt.[26]

Wir bewegen uns sitzend (im Bus, Zug oder Auto) zum Arbeits- oder Ausbildungsplatz, um dort unsere 8 Stunden mehr oder weniger »abzusitzen«. Sobald wir – ebenfalls meist sitzend – wieder nach Hause kommen, geht der Feierabend fröhlich sitzend weiter.

In den meisten romanischen Sprachen gibt es eine Gegenwartsform, um eine gerade stattfindende Handlung zu beschreiben, das sogenannte (aus dem Lateinischen stammende) Gerundium. Die Italiener verwenden es im Alltag sehr häufig für Tätigkeiten, die gerade passieren. »Io sto sedendo« (sedere = sitzen) könnte man mit »ich bin gerade sitzend ...« übersetzen. In der deutschen Sprache gibt es diese Form nicht. In Anbetracht der steigenden Wichtigkeit des Verbs »sitzen« könnte man dessen Einführung in die deutsche Sprache aber überlegen. »Ich bin gerade sitzend« würde den Alltag des modernen Menschen sehr treffend beschreiben.

Große Teile unserer Freizeit verbringen wir immer mehr vor dem Bildschirm. Neben dem klassischen Fernseher sind mit Computer, Tablet und Smartphone zahlreiche neue Bildschirm-Varianten dazugekommen. Viel Zeit vor dem Bildschirm bedeutet mehr sitzen, die einzige Unterbrechung der sitzenden Tätigkeit erfolgt durch das Liegen – entweder weil wir vor dem Fernseher einschlafen oder weil wir nach stundenlangem »Gamen« todmüde ins Bett fallen ...

Natürlich sollten wir den Medienkonsum in Grenzen halten, das versuchen Eltern heutzutage ihren Kindern zu vermitteln. Aber das ist oftmals leichter gesagt als getan. Das Smartphone ist schon lange nicht mehr »nur« Telefon, es ist für Kinder und Jugendliche, aber auch für immer mehr Erwachsene die Nabelschnur zur Welt.

Viele von uns kommen nicht umhin, täglich mehrere Stunden am Computer zu arbeiten. Die Tastatur ist für uns ein messbarer Ausdruck unserer Kreativität bzw. der direkte Output unserer Gehirnzellen, egal ob wir ein Konzept schreiben, ein Projekt entwickeln, ein Haus entwerfen oder eine wissenschaftliche Forschungsarbeit verfassen. Zieht man uns den (Strom-)Stecker raus, stürzen nicht nur unsere Geräte, Computer und technologischen Hilfsmittel ab, sondern auch unsere Produktivität.

In den Schulen und an den Universitäten lauschen Schülerinnen, Schüler und Studierende hauptsächlich sitzend den Lehrenden und Professorinnen, ausreichende Bewegung gibt es zwischen den Lehreinheiten nicht.

Und wer den ganzen Tag wortwörtlich unter »Strom steht«, der möchte sich am Abend gemütlich entspannen. Der einfachste und schnellste Weg ist für viele das Drücken des Einschaltknopfes an Fernseher oder Laptop, um einen Film zu sehen oder eine aktuelle Serie zu streamen. Heute muss man dafür nicht einmal mehr aufstehen, es reicht, der persönlichen Assistentin Alexa diesen Befehl zu geben: »Alexa, schalte den Fernseher ein …«

Natürlich hat ein romantischer Film oder eine spannende Serie durchaus positive Effekte, vor allem wenn man diese in netter und geselliger Atmosphäre konsumiert. Auch wir haben für das Schreiben dieses Buches viel Zeit vor dem Bildschirm verbracht und nach langen Arbeitstagen gemütlich vor dem Fernseher im Kreis unserer Lieben entspannt.

Wir wollen diese Entwicklungen nicht generell abwerten, da viele davon unser Leben erleichtern. Wir müssen uns nur bewusst machen, dass wir in unserer Gesellschaft heutzutage unter Bewegungsarmut leiden. Wenn wir uns individuell und auf gesellschaftlicher Ebene mit diesem Thema auseinandersetzen, haben wir schon den ersten Schritt zur Verbesserung der Situation gemacht!

Dieses Buch will also nicht gegen »Couchpotatos und Handysüchtige« wettern, sondern Menschen mit einfachen Tipps und Anregungen zeigen, wie sie trotz viel Arbeit und Freizeit vor dem Bildschirm relativ einfach in Bewegung kommen.

AB WANN SITZEN WIR UNS ZU TODE?

Die Daten der täglich im Sitzen verbrachten Zeit sind generell nicht leicht zu erheben. Viele Untersuchungen basieren auf Fragebögen. Daraus resultieren Ungenauigkeiten, da sich Menschen einerseits schwertun, das objektiv anzugeben, weil sie es nicht konkret messen und auf der anderen Seite auch zeitlich meist unterschätzen.

Es gibt aber eine relativ aktuelle Untersuchung aus dem Jahr 2018, die die Daten mehrerer Studien verwendete: Wenn man nur die objektiv, mittels Bewegungsmesser verzeichneten Daten verwendet, steigt das Risiko eines vorzeitigen Todes ab einer sitzenden Zeit von täglich neun Stunden oder mehr merklich an.

Wenn man nur Studien nimmt, wo die Zeit der sitzenden Tätigkeit mittels Fragebogen erhoben wurde, lag der Wert, ab dem die frühzeitige Sterblichkeit zunimmt, bei 7,5 Stunden. Mit zunehmend längerem Sitzen erhöhte sich das Risiko weiter.

Warum dieser Unterschied? Vermutlich, weil man die Dauer der täglichen sitzenden Zeit eher unterschätzt. Unabhängig davon, dass diese Einschätzung schwierig ist, ändert sich nichts an der wichtigen Botschaft dieser Studien:

Egal ob Sie sieben oder neun Stunden sitzen – Dauerhocker leben gefährlich![27]

Daher ist es eine gute Idee, seine Bewegungsaktivität einmal objektiv selbst zu messen. Die einfachste Methode ist die Verwendung von Schrittzählern. Diese finden sich bereits vorinstalliert auf fast allen Smartphones sowie auf diversen Fitness-Trackern. Wenn das Mobiltelefon am Körper getragen wird, funktioniert es in der Regel recht gut.

Bei Fitness-Trackern, die am Handgelenk getragen werden, kann es manchmal zu Zählungen kommen, ohne einen Schritt gemacht zu haben, wie das Testmagazin »Konsument« im Jahr 2016 berichtete. So wurde das Tippen am

Computer oder das Zähneputzen in Schritte verwandelt und dadurch die angegebene Schrittzahl zu hoch angegeben.[28]

MEIN MOTIVATOR – EIN PFEIFENDER GRANNY SMITH

Ein fröhlich vor sich hin trällernder grüner Apfel begrüßt mich, wenn ich vom Laufen zurückkomme und mir ein warmes Porridge-Frühstück zubereite. Diese in der Basisversion kostenlose Lifestyle-App am Smartphone motiviert mich aber nicht nur, meine täglichen oder wöchentlichen sportlichen Aktivitäten einzutragen, sondern auch meine Mahlzeiten.

Bei der Registrierung gebe ich mein Wunschgewicht ein und der kleine grüne Apfel schlägt mir binnen einer Zeitspanne von 12 Wochen einen maximalen täglichen Kalorienverbrauch von 1300 Kilokalorien vor.

Wenn ich zu viel gegessen habe, besteht die Möglichkeit, die Mehrkalorien mit Bewegung wieder zu kompensieren. Sportliche Aktivitäten werden je nach Belastung unterschiedlich gemessen. Auch der Kalorienverbrauch von den einzelnen Lebensmitteln wird via Barcode-Scanner genau erfasst. Wenn mein Gericht in der Liste nicht angeführt ist, gebe ich die Zutaten einzeln ein.

Ja, ich gebe es zu, mein kleiner, fröhlicher Granny Smith motiviert mich vor allem in zwei Punkten:

- … mich mehr, sprich täglich, zu bewegen (ich freue mich schon darauf, den Kalorienverbrauch abends von meinem Gesamtumsatz abzuziehen)
- … und mich bewusster zu ernähren bzw. mich zu mäßigen: Ein Glas Prosecco hat 150 kcal – liebe Damen und Herren, haben Sie das gewusst? Ein Stück Toffifee

> hat 43 kcal. Wenn abends mein Tages-Gesamtverbrauch bei 1298 kcal liegt, dann lasse ich schweren Herzens das zweite Toffifee in der Packung und verzichte auf das zweite Glas Prosecco. Nach dem Essen kann ich wählen zwischen einem Averna und einem Toffifee – beide haben 43 kcal.

Generell ist alles, was unser Bewegungsverhalten unterstützt, zu begrüßen. Ein Schrittzähler kann motivierend wirken. Schon meine Oma hat uns als Kindern nach dem Essen ihren Ratschlag »Nach dem Essen sollst du ruhn oder 1000 Schritte tun« ans Herz gelegt. Wobei wir als Kinder freiwillig und gerne im Garten herumgetobt sind.

Heute fragen wir uns nicht mehr, ob wir uns bewegen wollen, sondern wie viel Schritte wir machen müssen. Sind es die bekannten 10.000 Schritte pro Tag, die sich auch der bekannte österreichische Kabarettist Michael Niavarani 2017 vorgenommen hatte und an denen er seine große Facebook-Gemeinde teilhaben ließ: »Auch heute wieder Gehatsche, und zwar bin ich schon bei 2600 Hatscher. Man hat mir gesagt, man wird durch die Bewegung fröhlich, es werden Endorphine ausgeschüttet. Nix bei mir … i bin grantig, angfressn und frog mi, für was mach i des …?«

Vielleicht hatte Michael Niavarani den falschen Fitness-Tracker oder er ist über die Anfangshürde der 10.000 Schritte gestolpert? Michael Niavarani ist weniger bekannt für seine sportliche Figur als für seine ausverkauften Kabarettprogramme, das heißt, er hätte gut daran getan, mit 5000 bis 7000 Schritten zu starten und sich nicht gleich die 10.000 vorzunehmen.

Fakt ist, dass ein Schrittzähler motivieren kann, wenn man ihn richtig einsetzt, sprich, sich nicht von ihm versklaven lässt und sich die richtigen Ziele steckt.

Menschen, vorausgesetzt, sie leben in demokratischen Staaten, haben heutzutage so viele Freiheiten wie keine Generation vor ihnen. Unsere Großeltern wurden durch politische und wirtschaftliche Zwänge des Krieges beschränkt, unsere Eltern bis in die 60er- und 70er-Jahre durch gesellschaftliche Zwänge der Nachkriegsgeneration. Nur wir, die als Generation der 70er-Jahre und später wirklich frei aufgewachsen sind, beschränken und kontrollieren uns sehr oft selbst.

Viele von uns arbeiten daran, stets besser zu werden. Es ist heute schon ein richtiger Trend – die sogenannte Selbstoptimierung. Das betrifft neben der beruflichen Selbstverwirklichung auch hauptsächlich unser Aussehen und unseren Körper.

Die deutsche Journalistin Isabell Prophet beschreibt in ihrem Buch »Wie gut soll ich noch werden« die Auswüchse unseres Optimierungswahns und gibt darin ganz offen zu, dass sie sich selbst 13 Jahre lang in der Früh zum Joggen quälte, um ihren Körper zu »optimieren«. Das war eine reine Hirnentscheidung – denn ihr Bio-Rhythmus tickte einfach anders. Hätte sie auf ihren Bauch gehört, hätte der ihr vielleicht dazu geraten, besser nachmittags eine Runde laufen zu gehen.

Wir wollen uns mit diesem Buch klar vom Megatrend Selbstoptimierung abgrenzen. Uns geht es nicht darum, den Körper bis an sein Limit und darüber hinaus zu treiben, alle Muskeln zu stählen und das Ergebnis in den sozialen Medien zu verewigen, sondern wir möchten Ihnen reinen Wein einschenken:

Wer sich nicht bewegt, wird krank und stirbt früher.

Das ist eine wissenschaftlich fundierte Tatsache. Mit diesem Ratgeber wollen wir Sie einladen, dem sicheren Sitz- oder Liegetod entgegenzusteuern. Mit Ihren eigenen Vorlieben, Ihren Sportarten, Ihrem Tempo und mit Ihrem individuellen Trainingszustand.

Jeder kann und möchte sich bewegen, das liegt einfach in unserer Steinzeit-DNA. Es gibt keine Ausreden wie »Ich habe kein Talent für Sport« oder »Ich habe einfach keine Zeit ...«, sogar für chronisch kranke Menschen gibt es keine Ausnahme – Bewegung ist das beste Medikament in unserer heutigen Zeit. Eigentlich sollten es alle Ärzte und Ärztinnen ihren Patientinnen und Patienten explizit auf Rezept verschreiben.

HÖR AUF DEINEN BAUCH, NICHT AUF DEINE APP!

Meine Schwester kommt abends zu Besuch. Ich biete ihr ein Glas ihres Lieblingsweins an. Mit einem Blick auf ihre App am Smartphone lehnt sie dankend ab, sie habe heute schon kalorienmäßig gesündigt und hatte leider auch keine Zeit für Sport. So genießen wir den Abend, meine Schwester bei Sprudelwasser und ich mit einem Glas Chardonnay.

Ich gebe zu, ich zeichne mich nicht immer durch Konsequenz aus und ich verstehe mich sehr gut mit meinem Freund – dem Konditional: Ich könnte heute laufen oder schwimmen gehen, ich könnte walken oder vielleicht doch lieber zuhause auf der Couch ein gutes Buch bei einem Glas Wein genießen. Was ich dann mache, entscheidet aber keine Lifestyle-Ernährungsapp und auch kein Fitness-Tracker, sondern schlichtweg mein Bauch. Damit meine ich nicht meine kleine Fettrolle, mit der ich seit Beginn meiner Wechseljahre meist in Harmonie und Frieden lebe, sondern mein Bauchgefühl. Viele nennen es auch Bauchhirn.

Die Wissenschaft untersucht in den letzten Jahren vermehrt, ob der Darm nicht nur für unsere Verdauung, sondern auch für unser Gefühlsleben mitverantwortlich ist. Wie es konkret funktioniert, weiß zwar kein Wissenschaftler bis dato genau, aber eine Informations- und Gedächtnisbildung im Darm scheint möglich bzw. ist sogar wahrscheinlich. Jedenfalls findet sich im Bauch eine große Zahl an Nervenzellen.

Unklar ist aber, ob das auch so komplexe Prozesse wie Emotionen umfasst. Es fließen jedenfalls zahlreiche Informationen über Nervenbahnen an das Gehirn und beeinflussen es somit. Auch das Nervensystem im Bauch reagiert auf ankommende Reize.[29]

Ich weiß nicht, wer mich bei bestimmten Entscheidungen letztendlich coacht, ob Bauch, Hirn oder Hausverstand, aber meistens fühle ich mich wohl dabei, wenn ich auf meinen »Coach« höre: Manchmal brauche ich einfach Bewegung (vor allem beim Schreiben dieses Buches), manchmal Ruhe und manchmal beides – beim Laufen kommen mir oft sehr viele kreative Ideen.

Unser Zugang ist hier ein einfacher und auch in der Praxis erfolgreich erprobter:

- Fitness-Tracker und Apps können uns helfen, mehr Bewusstsein für eine gesunde Lebensweise zu schaffen, egal ob sie für uns Schritte zählen oder Kalorien errechnen.
- Wichtig ist der erste Schritt: Sich von technischen Tools und Motivationsprogrammen wie Apps, Smileys und Daumen hoch unterstützen zu lassen, entspricht dem Spieltrieb des Menschen.
- Der nächste Schritt heißt »dabeibleiben«: Nach der Anfangsmotivation ist die Integration der Bewegung in den Alltag wichtig. Erst eine gewisse Regelmäßigkeit beugt Krankheiten und Risiken (wie bspw. Übergewicht) vor.
- Entwickeln Sie Ihr persönliches Gesundheits- und Sportprogramm: Wenn Sie sich nicht von Apps und Fitness-Trackern optimieren lassen wollen, hören Sie auf Ihren Bauch! Wie Sie sich bewegen, welche Sportart Sie wählen, wann Sie Ihr Training ausüben, mit wem Sie trainieren, entscheiden Sie ganz allein. Und wenn Sie Lust haben, ein Aktivitätsprotokoll tracken zu lassen, tun Sie es!

Wir wollen Ihnen bewusst machen, wie (über-)lebenswichtig es ist, sich zu bewegen, um gesund und selbstständig alt zu werden. Im Alter auf Pflege angewiesen zu sein, bedeutet auch immer, von anderen abhängig zu sein und es sich nicht aussuchen zu können, wie und mit wem man den Lebensabend verbringt.

Ein bestimmtes Ausmaß an täglicher und wöchentlicher Bewegung sorgt am besten für einen gesunden Lebensabend vor und leistet darüber hinaus einen Dienst an der Gesellschaft: Es werden Kosten für Pflege und Therapie reduziert und viele gesunde, ältere Menschen erfahren in der Unterstützung anderer durch Ehrenamt und Freiwilligen-Engagement einen sinnerfüllten Lebensabend.

WIE VIEL SCHRITTE SOLL ICH GEHEN ...?

Wie viel Schritte sollen wir täglich gehen, um unsere Gesundheit zu fördern, ohne die Motivation zu überfordern? Mit weniger als 5000 Schritten gehören Sie zu den »Herumsitzern«, das ist definitiv zu wenig. 5000 bis 7500 Schritte pro Tag gelten bei Wissenschaftlern als »niedrig aktiv«, das heißt, dieses Ziel sollten Sie als Untergrenze ins Auge fassen, wenn Sie sich sonst in einer Woche nicht nennenswert bewegen. Mit täglich 7500 bis 10.000 Schritten sind Sie schon gut aktiv und mit 10.000 Schritten oder mehr gelten Sie bereits als »bewegungsaktiv«.

Interessant ist aber nicht nur die Anzahl der gemachten Schritte, sondern auch das Tempo, in dem diese zurückgelegt werden. Denn mit gemütlichem Spazierengehen betreiben wir leichte körperliche Aktivität. Wenn wir aber in Richtung Herz-Kreislauf-Training und Trainingsaufbau unserer Muskulatur gehen wollen, müssen wir zumindest in die moderate Bewegungsaktivität kommen (vergleichen Sie dazu Kapitel 1). Steigern Sie das Gehtempo auf 100 Schritte pro Minute, dann gelangen Sie bereits in den Bereich der moderaten Bewegungsaktivität von 3 MET! Das heißt: Mit diesem Gehtempo ist das WHO-Bewegungsziel pro Woche von 150 Minuten moderater Aktivität ausführbar. Diese Vorgaben gelten für das Gehen in der Ebene. Wenn es bergauf geht, reicht schon ein entsprechend der Geländesteigung geringeres Gehtempo, um in den Trainingsbereich zu kommen.

Sollten Sie dieses Bewegungsziel aus einem untrainierten Zustand heraus beginnen wollen, gehen Sie es langsam und im wahrsten Sinn des Wortes schrittweise an. Wissenschaftliche Untersuchungen beweisen es: Mit der langsamen Erhöhung der täglichen Schrittzahl können Sie Ihre Gesundheit deutlich verbessern.

Ein paar positive Fakten, mit denen wir Sie gerne motivieren möchten:

- Frauen, die mindestens 7500 Schritte pro Tag gehen, leiden weniger oft an Depression als Frauen, die weniger als 5000 Schritte täglich gehen.
- Männer müssen sogar auf 12.500 Schritte täglich kommen, um der Depression zu »entgehen«.
- Personen, die über 5000 Schritte pro Tag marschieren, haben einen signifikant niedrigeren Body-Mass-Index (BMI) als diejenigen, die unter der Schrittfrequenz von 5000 liegen.
- Mit täglich 10.000 oder mehr Schritten vermindern Sie Ihr Übergewicht, senken den Blutdruck und verringern durch Unterbrechung des täglichen Sitzens für zwei Stunden das Risiko, an Diabetes zu erkranken, um 12%.[30]

Einfache Tipps zur Schrittzählung:

- Machen Sie zu Beginn eine Woche lang eine Schrittzählermessung, um einen Ausgangswert Ihres Bewegungsverhaltens zu erhalten. Da Sie sich ja nicht jeden Tag gleich viel bewegen, bekommen Sie einen Überblick über eine typische Woche. Am einfachsten geht das über das Smartphone, bei den meisten gibt es eine vorinstallierte App. Fitness-Tracker-Armbänder sind im Sport- und Fachhandel erhältlich.

- Steigern Sie langsam, das heißt je nach Ausgangslage über mehrere Wochen bis Monate, Ihr Ziel an täglichen Schritten, bis Sie auf über 7500 Schritte pro Tag kommen.
- Steigern Sie Ihre Schrittzahl weiter, bis Sie zumindest an mehreren Tagen pro Woche 10.000 Schritte täglich erreichen.
- Messen Sie gezielt Ihre Schrittzahl für einen zehnminütigen Spaziergang. Je nach Tempo landen Sie bei 600 bis 900 Schritten. Sie können sich dann ausrechnen, wie viele Minuten sie zusätzlich im Spaziergehtempo für das nächste Bewegungsziel (eine bestimmte Zahl an Schritten) gehen sollten. Sie steigern Ihre Schrittzahl am leichtesten, wenn Sie möglichst viele Erledigungen des täglichen Lebens zu Fuß machen. In der Stadt können Sie zum Beispiel einmal eine Bushaltestelle früher aussteigen und gehen dann ein paar hundert Schritte zusätzlich.
- Bauen Sie Bewegung in Ihren Alltag ein – zahlreiche Anregungen gibt es in den Kapiteln 1 und 2.

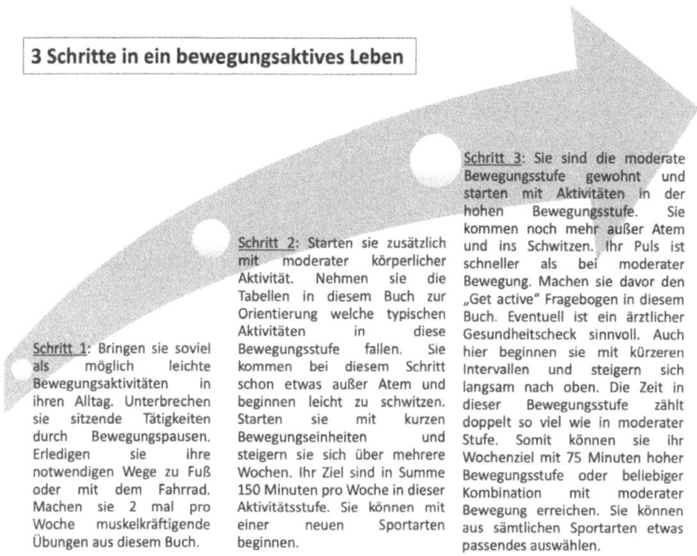
3 Schritte in ein bewegungsaktives Leben
Schritt 1: Bringen sie soviel als möglich leichte Bewegungsaktivitäten in ihren Alltag. Unterbrechen sie sitzende Tätigkeiten durch Bewegungspausen. Erledigen sie ihre notwendigen Wege zu Fuß oder mit dem Fahrrad. Machen sie 2 mal pro Woche muskelkräftigende Übungen aus diesem Buch.
Schritt 2: Starten sie zusätzlich mit moderater körperlicher Aktivität. Nehmen sie die Tabellen in diesem Buch zur Orientierung welche typischen Aktivitäten in diese Bewegungsstufe fallen. Sie kommen bei diesem Schritt schon etwas außer Atem und beginnen leicht zu schwitzen. Starten sie mit kurzen Bewegungseinheiten und steigern sie sich über mehrere Wochen. Ihr Ziel sind in Summe 150 Minuten pro Woche in dieser Aktivitätsstufe. Sie können mit einer neuen Sportarten beginnen.
Schritt 3: Sie sind die moderate Bewegungsstufe gewohnt und starten mit Aktivitäten in der hohen Bewegungsstufe. Sie kommen noch mehr außer Atem und ins Schwitzen. Ihr Puls ist schneller als bei moderater Bewegung. Machen sie davor den „Get active" Fragebogen in diesem Buch. Eventuell ist ein ärztlicher Gesundheitscheck sinnvoll. Auch hier beginnen sie mit kürzeren Intervallen und steigern sich langsam nach oben. Die Zeit in dieser Bewegungsstufe zählt doppelt so viel wie in moderater Stufe. Somit können sie ihr Wochenziel mit 75 Minuten hoher Bewegungsstufe oder beliebiger Kombination mit moderater Bewegung erreichen. Sie können aus sämtlichen Sportarten etwas passendes auswählen.

Grafik: 3 Schritte zu einem bewegungsaktiven Leben, wenn Sie bis jetzt keinerlei sportliche Aktivität ausgeübt haben und den Alltag mehrheitlich im Sitzen und Liegen verbringen. Sie müssen mit Schritt 1 beginnen und ihn komplett umsetzen. Gehen Sie langsam Schritt für Schritt in der Bewegungsaktivität nach oben.

FACTBOX **BEWEGUNGSPROGRAMM**

- Mehr als neun Stunden tägliches Sitzen erhöht das Risiko, früher zu sterben, deutlich!
- Unterbrechen Sie das Sitzen möglichst oft mit Bewegungspausen.
- Verwenden Sie einen Schrittzähler, wenn Sie ein Bewegungsmuffel sind!
- Machen sie täglich 7500 bis 10.000 Schritte und Sie gehören zu den Bewegungsaktiven.
- Bei einem Gehtempo von 100 Schritten pro Minute oder mehr in der Ebene trainieren Sie bereits auf moderater Aktivitätsstufe.

3.

Herz an inneren Schweinehund: Beweg dich!

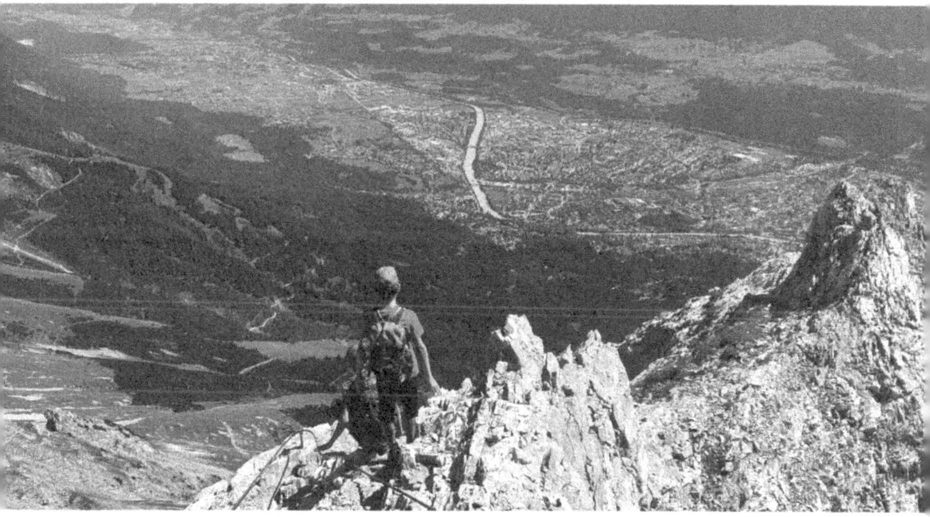

Eine uralte Motivation für Bewegung: an einen bestimmten Ort zu kommen.

DER ANGEBORENE BEWEGUNGSDRANG

Wir Menschen haben an sich einen stark ausgeprägten Bewegungsdrang. Nehmen wir ein Baby als Beispiel: Es versucht, seine Welt Stück für Stück zu erkunden, ausgehend von seiner allerersten Position – dem Liegen. Sobald es kann, krabbelt es und erforscht die Umwelt. Aber es will noch mehr. Trotz zahlreicher »Umfaller« gibt es nicht auf. Ohne dass es ihm gesagt wird, versucht es immer wieder auf zwei Beinen zu stehen. Schließlich schafft es das, was die Eltern bewundernd beobachten: Es macht die ersten Schritte!

Nun kann und darf das Kleinkind endlich laufen. Das tut es auch, ganz allein und aus eigenem Antrieb. Wir alle haben unsere ersten Lebensjahre so erlebt!

Mit zunehmendem Alter wird die Bewegung leider eingebremst. »Bleib ruhig sitzen«, »nicht die Kleidung schmutzig machen, »nicht da herumkraxeln, das ist zu gefährlich« und so weiter und so fort.

In der Schule muss das Kind ab 6 Jahren stundenlang sitzen, statt sich zu bewegen. Hier ist es besonders wichtig, bewegte Pausen zu ermöglichen und ausreichend Sport- und Turnstunden in den Stundenplan zu integrieren. Eine tägliche Bewegungsstunde im Stundenplan für die Schulkinder wäre absolut wünschenswert.

Weitere Infos zum Thema finden Sie im Kapitel »Bewegung von Kindesbeinen an«.

Als Erwachsene sind wir ebenfalls oft in einem bewegungshemmenden Umfeld gefangen. Nicht selten haben wir einen sitzenden Beruf. Man würde uns komisch anstarren, wenn wir am Gehsteig ein paar »Hampelmänner« hüpfen. Wir sind technisch so gut entwickelt, dass wir ein Stockwerk mit Rolltreppe oder Lift im Stehen überwinden.

Nur nicht anstrengen, lautet die Devise. Unser innerer Schweinehund hat uns oft fest im Griff:

Hirn an Herz: »Schon lange nicht mehr so richtig geklopft, oder? Wie wäre es mit einer spontanen Laufrunde durch den Wald?«

Herz macht gleich einen Sprung: »Super, bin dabei! Endlich mal wieder so richtig rasen, bis sich die Arterien biegen!«

»Oh Gott, doch nicht heute! Es ist so kalt draußen und am Wochenende darf man doch einmal ausschlafen ... außerdem ist meine Laufhose in der Wäsche ...«, knurrt der Schweinehund.

»Okay, wir müssen ja nicht unbedingt laufen, bei einer schnellen Walking-Runde wird mir auch schon ganz warm um die Gefäße«, säuselt das Herz.

»Puh, es ist echt kalt und der Wetterbericht meldet Regen ...«, bellt der Schweinehund.

Herz schaltet wieder auf Ruhemodus und beklagt sich bei Hirn: »Für Verkalkungen und sonstige Ablagerungen übernehme ich keine Verantwortung mehr!«

Das Hirn seufzt, der Schweinehund wedelt kurz mit dem Schwanz und schläft weiter.

Jeder von uns kennt diese inneren »Dialoge« zwischen unserer Motivation, dem Willen, etwas für unsere Gesundheit zu tun, und unserem inneren Schweinehund, der einfach nur im Bett liegen bleiben möchte.

Wir verstehen unser Buch als kleine Argumentationshilfe für das Hirn, um den Schweinehund zu motivieren und ihn auch bei Schlechtwetter »Gassi zu führen«.

Deshalb versuchen wir, Ihnen nicht nur wissenschaftlich fundierte Vorteile der Bewegung bzw. Risiken der Nicht-Bewegung näherzubringen, sondern Sie auch mit einfachen Anleitungen, Tipps und Übungen zu mehr Bewegung in Ihrem Alltag zu motivieren. Es sind nur kleine tägliche Schritte, aber es ist ein großer Schritt für Ihre Gesundheit.

Und noch ein persönlicher Tipp: Versuchen Sie, ein Gespür dafür zu bekommen, wie gut Ihnen körperliche Aktivität tut. Mit vermehrter Achtsamkeit gegenüber Ihrem Körper und Ihrem Wohlbefinden werden Sie sich selbst stärker zur Bewegung motivieren, einfach weil es Ihnen dann ein Bedürfnis ist. Zudem stärkt das Gefühl, »etwas zu können«, unser Selbstbewusstsein, wodurch wir Freude an der Bewegung entwickeln, was uns wiederum von innen heraus motiviert.[31]

VIELE FAKTOREN BRINGEN UNS IN BEWEGUNG – ODER EBEN NICHT!

Unsere direkte Umwelt beeinflusst, ob wir uns bewegen. Wenn wir in einem naturnahen Raum leben, können wir zahlreiche Outdooraktivitäten mit kurzer Anreise ausüben. Die Möglichkeiten reichen vom Spaziergang im Grünen oder Laufen am Feldweg über Wandern und Bergsteigen bis zum Radfahren oder Mountainbiken. Je nach Umgebung sind Wintersportaktivitäten wie Schifahren, Langlaufen und Rodeln oder Schwimmen, Windsurfen und Stand-up-Paddeln im See möglich.

Prinzipiell lässt sich jedoch jede Umgebung bewegungsfördernd gestalten. Radwege, Sportstätten, Schwimmbäder und Badeteiche können (und sollten) überall angelegt werden.

Vor allem für ältere Menschen ist das Thema Sicherheit bei der Bewegung ein ausschlaggebender Faktor. Fußgänger oder Radfahrer sollten auf entsprechenden Wegen, abgegrenzt vom Kraftfahrzeugverkehr, sicher unterwegs sein.

Ebenso sind Parkanlagen in Städten als Bewegungs- und Ruheräume von enormer Wichtigkeit. Manche Gemeinden sind hier ein Vorzeigebeispiel: 2013 wurde beispielsweise in

Freistadt und Aichkirchen (Oberösterreich) im Rahmen des Projekts der »Gesunden Gemeinde« ein Bewegungsparcours angelegt, um Bewegung für Jung und Alt zu fördern. Alle Altersgruppen können hier das Gleichgewicht und die generelle Beweglichkeit verbessern. Solche Projekte müssen nicht immer viel kosten, manchmal reicht es, sich zusammenzutun und direkt mit dem Gemeindevertreter zu sprechen.

Es gibt verschiedenste gesundheitspolitische Möglichkeiten der Bewegungsförderung. Ein schönes Beispiel ist das Modell der Gesundheitsregionen in Bayern. Hier können mehrere Kommunen zusammenarbeiten und Synergien nutzen. Trotzdem bleibt es für die Bevölkerung wohnortnah. So gibt es beispielsweise im Landkreis Erlangen-Höchstadt auf einer interaktiven Karte im Internet (http://gesund-erh.de) durch ein Symbol gekennzeichnete Bewegungsräume. Vom Fußballverein bis zur Schützengilde und vom Streetbasketballplatz bis zum Fitnesscenter reichen die Angebote.

Ein weiteres wichtiges Zahnrad, das uns in Bewegung bringen kann, ist das Wissen rund um die positiven Wirkungen der Bewegung. Schon allein die Thematisierung von Bewegung und die geistige Auseinandersetzung damit kann uns zur Bewegung motivieren.

Hier wollen wir mit diesem Bewegungsbuch einhaken. Wir wollen zeigen, dass Bewegung für jede und jeden machbar ist. Bewegung verhilft zu mehr Gesundheit.

Egal, wann wir uns entscheiden, uns in Bewegung zu setzen. Egal, ob wir übergewichtig sind oder aus anderen Gründen mehr oder weniger untrainiert. Wir müssen damit beginnen, aus dem Teufelskreis des Dauersitzens und Liegens auszubrechen. Mit einfachen Mitteln können wir sofort damit beginnen, wie wir schon in Kapitel 2 festgestellt haben.

Der dritte große Faktor, der zu Bewegung führt, liegt in uns selbst. Unsere persönlichen Ressourcen geben uns Rahmenbedingungen für unsere Bewegungsaktivitäten vor. Hier spielen Faktoren wie Alter und Gesundheitszustand ebenso eine Rolle wie unsere aktuelle Fitness.

Unser soziales Umfeld kann uns ebenfalls zur Bewegung motivieren. Treffen Sie sich doch einfach mit Freunden zu einer Wanderung oder einer Radtour. Auch wenn Sie das in Ihrem Freundeskreis noch nicht gemacht haben, können Sie ja die Initiative übernehmen. Freuen Sie sich über positive Auswirkungen und Rückmeldungen! Sie können sich auch einer sportlichen Gruppe oder Gemeinschaft anschließen: vom Alpenverein über die Naturfreunde bis hin zu sozialen Netzwerken wie zum Beispiel die Plattform »Gemeinsam erleben«, die Menschen mit gleichen Interessen verknüpft.

Auch der sozioökonomische Status spielt eine Rolle. So fand eine deutsche Studie, dass Kinder aus sozial schwächeren Familien häufiger einen »ungesunden« Lebensstil aufwiesen als Kinder aus sozial bessergestellten Familien. Der »ungesunde« Lebensstil war definiert durch eine ungünstigere Ernährung, weniger hohe körperliche Aktivität und mehr Inaktivität (mehr als eine Stunde Fernsehen/Computer pro Tag). Das hatte auch Auswirkungen auf die Übergewichtsrate. Je schwächer der sozioökonomische Status, desto höher die Rate übergewichtiger Kinder.[32]

Wir sind überzeugt, dass *alle* Menschen den Zugang zu fundiertem Wissen um die Gesundheitsförderung haben sollen.

Daher zeigen wir Ihnen in diesem Buch, wie Sie ohne viel Geldaufwand Ihr Leben sprichwörtlich in Bewegung bringen können. Sie brauchen dazu nicht notwendigerweise teures Sportgerät oder exklusive Clubmitgliedschaften. Vielleicht macht Ihnen mit zunehmender Bewegungsaktivität der Sport dann so viel Spaß, dass Sie einen Teil Ihres Geldes lieber in ein Sportgerät investieren als in etwas anderes.

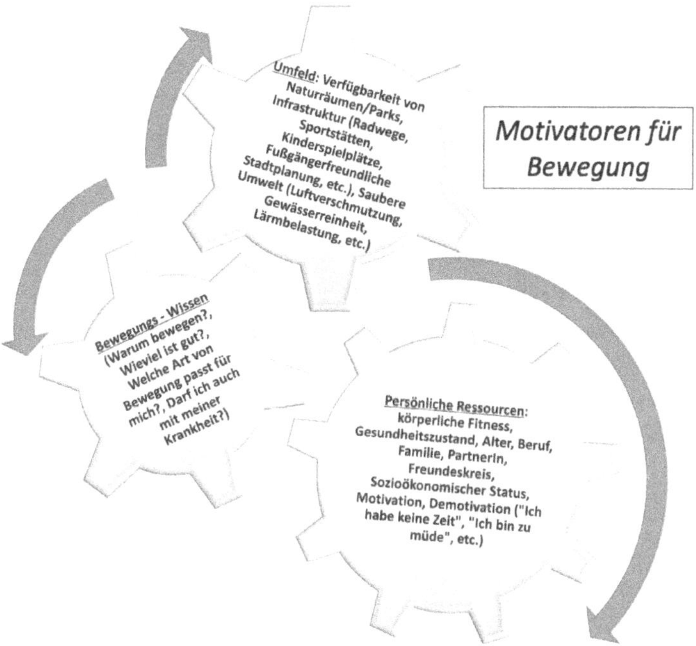

Abbildung: Um in Bewegung zu kommen gibt es unterschiedliche »Räder«, an denen gedreht werden kann.

Tipps:

- Unterbrechen Sie längeres Sitzen mit einer Bewegungspause, indem Sie sich beispielsweise ein Glas Wasser holen.
- Nehmen Sie die Treppe anstelle des Lifts.
- Fahren Sie mit dem Fahrrad in die Arbeit oder gehen Sie zu Fuß.
- Verinnerlichen Sie die Devise »Bewegen ist gesund!«.
- Probieren Sie eine neue Sportart aus und entdecken Sie so die Freude an der Bewegung wieder.
- Bewegen Sie sich mit Freunden und Familie und setzen Sie sich gemeinsam Ziele (zum Beispiel Teilnahme an einem Stadtlauf).

»Ich komme einfach nicht mehr zum Sport. Beruflicher Stress, Zeit für die Familie etc. Ich habe aber viele Arbeitskolleginnen und Freundinnen, denen es genauso geht. Da bin ich ja wohl nicht die Ausnahme, oder?« An solchen oder ähnlichen Aussagen ist tatsächlich etwas dran. Der Eurobarometer-Bericht aus dem Jahr 2017 hatte einen alarmierenden Befund: Fast die Hälfte der EU-Bürgerinnen und EU-Bürger (46%) betreibt überhaupt keinen Sport! Und das ist eine hohe Zahl, die leider in den letzten zehn Jahren davor im Steigen war. (Und jetzt nicht mehr steigt oder wie ist das zu verstehen?)

Die EU-Bürgerinnen und EU-Bürger gaben drei Hauptgründe für zu wenig Sport an:

- zu wenig Zeit
- keine Motivation bzw. kein Interesse
- Erkrankung oder Behinderung

Das mit Abstand wichtigste Argument ist und bleibt der *Zeitmangel.* Wir haben heute einfach zu wenig Zeit für Bewegung bzw. wir stellen diese an die letzte Stelle. Vorher müssen wir noch einkaufen, dem Sohn bei der Hausübung helfen, die Eltern oder die Freundin besuchen, die Kinder vom Klavierunterricht abholen etc. Na, finden Sie sich da wieder?

Beruf, Alltag und Familie sind nicht immer leicht unter einen Hut zu bringen, aber jeder Mensch hat gleich viel Zeit, nämlich 24 Stunden pro Tag. Es geht darum, sich die Zeit zu nehmen, dann hat man sie auch. Ein konkreter Schritt kann darin bestehen, zu etwas anderem einmal »Nein« zu sagen und eine Bewegungseinheit fix auf den Plan zu nehmen. Sie sollten zumindest wöchentliche Bewegungsziele definieren, dann haben Sie an einzelnen Tagen mehr Flexibilität. Und Sie können so argumentieren: »Ich hatte die ganze Woche noch keine sportliche Aktivität. Am Samstagvormittag mache ich eine kleine Wanderung. Danach habe ich wieder Zeit für etwas anderes.«

Wir empfehlen zunächst *eine Priorisierung*. Erst wenn wir die Wichtigkeit der Bewegung erkennen, vielleicht ab einem Zeitpunkt, wo wir uns krankheits- oder therapiebedingt plötzlich nicht mehr so gut bewegen können, lernen wir, die Bewegung für Gesundheit und Wohlbefinden wieder zu schätzen.

Damit es erst gar nicht zu Krankheit oder Unbeweglichkeit kommt, geben wir Ihnen zahlreiche Fakten, Anregungen und Übungen mit auf den Weg, damit Sie in einem ersten Schritt zumindest die Zeit für eine moderate Bewegung im Alltag einplanen.

Der erste Schritt beginnt immer im Kopf – und im Herzen.

Wir Menschen haben die großartige Fähigkeit, mit unserem Denken und Wissen unsere persönliche Realität zu beeinflussen. Sehr viel davon passiert in unserem Gehirn. Während Sie dieses Buch lesen und verinnerlichen, ändern sich Nervenverbindungen in Ihrem Gehirn – Sie lernen! Da Sie jetzt zunehmend um die Wichtigkeit der Bewegung wissen, kann in Ihrem Kopf eine »bewegtere« Welt entstehen. Das Fundament für ein bewegungsaktives Leben ist gelegt. Herz und Hirn stehen übrigens in einer ganz starken Verbindung. So pumpt das Herz über große Schlagadern Blut als eines der ersten Organe ins Gehirn. Über das Blut gibt es nicht nur die lebensnotwendigen Nährstoffe, sondern auch zahlreiche Botenstoffe weiter, die hier ausgetauscht werden. Das Herz steht über das sogenannte autonome Nervensystem mit dem Gehirn ebenfalls in enger Verbindung. Emotionale Zustände wie Stress oder depressive Phasen wirken sich auch auf das Herz aus. Umgekehrt aktivieren wir durch körperliche Aktivität das Herz-Kreislauf-System und den Bewegungsapparat. Dadurch kommt es wiederum zu Rückmeldungen ans Gehirn. Nach einer schönen Wanderung in der Natur oder einem Workout im Studio fühlen wir uns doch besser, oder? Zeichnen Sie sich nun Ihre individuelle bewegte Welt:

Gehen Sie soviel Sie können zu Fuß, statt die Rolltreppe, den Lift oder das Auto zu benutzen. Auch im Büro und zwischen den Besprechungen können kleine Übungen, regelmäßig ausgeführt, große Wirkung haben. Sie werden bald merken, wie gut Sie sich fühlen. Praktische Übungstipps finden Sie in Kapitel 8.

Wichtig ist, dass zwischen dem Vorsatz, sich mehr zu bewegen (zum Beispiel während Sie dieses Buch lesen), und der Umsetzung nicht mehr als ein paar Stunden vergehen sollten. Verschieben Sie den Abendspaziergang nicht auf morgen, ziehen Sie Ihre Sportschuhe an und gehen, walken oder laufen Sie los!

Österreich ist zum Beispiel eine der erfolgreichsten Schi-Nationen weltweit, auch wenn das Aushängeschild des österreichischen Schisports, Ausnahmetalent Marcel Hirscher, seine Schi an den Nagel gehängt hat. Trotz der internationalen Erfolge scheint unserem Nachwuchs die Lust auf zwei Brettln zu fehlen. Seitdem Mitte der 1990er-Jahre die Pflicht zum Schulschikurs abgeschafft wurde, finden immer weniger Schul-Schikurse statt. Das mag an den Kosten liegen (eine Schul-Schiwoche kostet im Schnitt zwischen 300 und 400 Euro), aber auch am mangelnden Interesse. So haben 1995 noch 240.000 Schülerinnen und Schüler in Österreich an den damals verpflichtenden Schulschikursen teilgenommen, während es im Jahr 2010/2011 nur mehr 133.000 Schüler und Schülerinnen waren.

Dies ist ein Beispiel für den Wegfall einer durch das öffentliche Schulwesen organisierten Sportvermittlung.

Neben dem gestiegenen zeitlichen Aufwand für Familie

und Beruf sowie die virtuellen und realen sozialen Kontakte kommt der Sport oftmals zu kurz. Männer schätzen sich übrigens signifikant sportlicher ein als Frauen, obwohl Frauen genauso häufig Sport treiben.

Eine Motivationsstudie zum Breitensport in Österreich von der Universität Wien aus dem Jahr 2017 brachte folgende interessanten Daten:

Die Rangliste der beliebtesten österreichischen Sportarten sind:

- Radfahren (38%)
- Laufen (35%)
- Kraftsport (34%)
- Schwimmen (25%) lag in den 1990er-Jahren noch auf Platz 1.
- Schifahren (15%) hat im Vergleich zu früher deutlich an Beliebtheit eingebüßt.
- Laufen hat im Vergleich zu früheren Studien signifikant an Bedeutung gewonnen. Betrachtet man nur die »Hauptsportart«, ist das Laufen sogar die Lieblingssportart der Österreicher geworden.

Wie häufig betreiben wir Österreicher Sport?

- 29% machen 1- bis 2 mal pro Woche Sport
- 18% 3- bis 4-mal pro Woche
- 7% 5-mal pro Woche oder mehr
- Nur 10% deklarierten sich als absolute Nichtsportler.
- 47% gaben an, weniger oft als 1-mal pro Woche Sport zu betreiben.

Was motiviert die Österreicher zum Sport?

- Gesundheitsbewusstsein
- Beweglichkeit erhalten
- Leistungsstreben
- Freude an der Bewegung

- Von Männern auffallend häufiger genannt ist der Wettkampf
- Frauen betonten, mehr die Optik des Körpers durch Sport erhalten zu wollen.

Demotivationsfaktoren sind:

- Zeitmangel
- zu große Anstrengung
- Wettbewerbs-/Leistungsunwilligkeit
- Mangel an Sozialkontakten

Die häufigsten Ursachen für den Demotivator »Zeitmangel« waren: berufliche Belastung (mit Abstand am häufigsten!), Familie/Kinder, sonstige Hobbies/andere Interessen sowie Hausarbeit/Gartenpflege.

Bei den älteren Befragten (Alter 50plus) werden Verletzung und Krankheit relativ wichtig als Demotivator für sportliche Aktivität. Hier können die in Gesundheitsberufen Tätigen die Wiederaufnahme bzw. den Erhalt der körperlichen Aktivität unterstützen.

Für die Altersgruppe 60plus und für Personen mit kleinen Kindern wird der Infrastrukturmangel ein relativ wichtiger Hindernisgrund für den Sport.[33]

EIN TERMIN MIT MIR SELBST!

Eine hilfreiche Methode ist es, wenn Sie sich einen konkreten Termin für Sport in den Kalender eintragen, am besten mit einem akustischen Reminder. Egal ob wir zur wöchentlichen Yogastunde mit der Freundin gehen oder ob wir noch eine Runde um den Block laufen!

Schluss mit faulen Ausreden und Irrtümern!

Nichts ist für den Menschen so schwierig, wie seine Gewohnheiten ohne Druck von außen zu ändern. Der Alltag mit dem gewohnten Lebensstil vermittelt vielen Sicherheit. Sie wissen, wie der Alltag abläuft und wie sie ihre täglichen Herausforderungen bewältigen können. Sich auf etwas Neues einzulassen ist oft mit entsprechender Unsicherheit verbunden, egal ob es sich um eine neue Beziehung oder um ein neues Hobby handelt.

Somit sind wir, wenn es um eine Änderung unseres Lebensalltags geht, prinzipiell vorsichtig.

Das Thema *Erkrankung* ist speziell zu behandeln. Wenn Sie an einer schweren oder lang dauernden (sogenannten chronischen) Erkrankung leiden, beraten Sie sich mit Ihrem behandelnden Arzt oder Ihrer Ärztin zum Thema Sport. Man kann jedoch generell sagen, dass leichte bis moderate körperliche Aktivität bei den meisten chronischen Erkrankungen empfohlen ist. Hier ist der Kontakt mit Selbsthilfegruppen sehr vorteilhaft. So können Sie beispielsweise mit diversen Herzerkrankungen, dosiert und nach individuellen medizinischen Empfehlungen, in Herzsportgruppen aktiv werden.

Auch mit *körperlicher Behinderung* kann man bewegungsaktiv werden. In Selbsthilfegruppen und diversen Vereinen erhalten Sie Unterstützung und Beratung über die Möglichkeiten. Ich erinnere mich an eine persönliche Erfahrung, die mich sehr beeindruckt hat. Ich war gerade auf einer Pistenschitour, als mir die Trainingsmannschaft des deutschen Behindertensportverbandes begegnete. Und die Menschen nach Arm- oder Beinamputation oder Rollstuhlfahrer fuhren elegant und mit ordentlich Speed die Piste herunter. Ich kann dazu nur sagen: »Respekt und tolle Leistung!« Es war ein Zeichen dafür, was mit Motivation alles möglich ist.

Ein weiterer Grund gegen das Ausüben sportlicher Aktivität in den Umfragen ist, dass es *»zu teuer«* sei. Natürlich gibt es einige teure Sportarten, aber Sie können genauso gut leistbar sportlich aktiv werden. Zum Spazierengehen brauchen Sie etwa überhaupt keine besondere Ausrüstung. Die in diesem Buch beschriebenen muskelkräftigenden Übungen können Sie zu Hause mit wenig Aufwand umsetzen. Wandern und Laufen lässt sich auch kostengünstig ausüben. Und eine Jahreskarte im städtischen Hallenbad ist meist erschwinglich und ermöglicht, einen schönen Sport wetterunabhängig an jedem Tag des Jahres auszuüben. Insgesamt werden Sie in diesem Buch genügend Argumente und Möglichkeiten finden, um Ihren Hinderungsgrund für Bewegung innerlich zu beseitigen. Wir sind zutiefst überzeugt, dass jeder Mensch die Vorteile von Bewegungsaktivität nutzen sollte, um seine/ihre Gesundheit zu verbessern.

Ein immer noch überraschend häufiger Grund gegen das häufigere Ausüben von Sport ist: *»Ich mag keine Wettkampf-Aktivitäten.«* Hier können wir Ihnen zwei gute Gegenargumente geben. Erstens sind viele Bewegungs- und Sportarten nicht kompetitiv. Vom Spazierengehen bis zum Schwimmen im See gibt es Aktivitäten fernab der Stoppuhr. Auch wenn Sie ein anderer Wanderer, Radfahrer oder Inlineskater überholt, brauchen Sie dabei nicht gleich an eine Wettbewerbssituation zu denken. Und hier kommt gleich das zweite Argument: Nur 5% der EU-Bürgerinnen und -Bürger haben den Wettkampf als Motivation zum Sport. Das heißt im Umkehrschluss, dass fast alle (nämlich 95%) Menschen da draußen ohne Wettbewerbsgedanken sind. Also keine Angst. Sie bewegen sich auch ohne Stoppuhr in guter Gesellschaft.

Eine weitere Hürde, die wir uns im Grunde selbst stellen, ist der Gedanke: »Als Anfänger mache ich mich nur lächerlich!« Vielleicht können Sie diesen Gedanken mit einer kleinen Visualisierungstechnik loswerden: Stellen Sie sich diesen Gedanken konkret vor, packen Sie ihn in eine Box und werfen Sie ihn aus dem Fenster! Außerdem ist es sogar so, dass Ihnen die Mehrzahl der Leute eher Anerkennung zollt und Sie der eine oder die andere sogar mit hilfreichen Tipps unterstützt.

Die *Angst vor einer möglichen Sportverletzung* beschäftigt immerhin 5% der EU-Bürgerinnen und -Bürger. Das ist ein wichtiges Thema. Was können Sie tun, um Sportverletzungen zu vermeiden?

- Steigern Sie die Intensität des Sportes schrittweise, um Überlastungen des Bewegungsapparates zu vermeiden.
- Wählen Sie eine Sportart, die Ihnen liegt und bei der Sie sich wohlfühlen. Hören Sie im Sinne der Achtsamkeit auf sich und Ihren Körper.
- Wärmen Sie sich vor dem Sport auf, um den Körper zu aktivieren.
- Es ist für spezielle Sportarten, wie beispielsweise Schifahren, sinnvoll, mit einem Trainer oder einer Sportlehrerin zu beginnen.

In unserem Buch wollen wir generell zu einer schrittweisen Bewegungsaktivierung in vielfältigen (Alltags-)Situationen motivieren. Wir geben Ihnen zahlreiche Tipps für Bewegung, die Sie risikoarm durchführen können. Denken Sie auch an das Durchführen einer medizinischen Vorsorgeuntersuchung insbesondere vor Neuaufnahme von Trainings im hohen Aktivitätsbereich und im fortgeschrittenen Lebensalter. Vergleichen Sie dazu im Kapitel 5 das Thema »Ärztlicher Gesundheitscheck vor Sportbeginn?«.

ZWEI HERZEN SCHLAGEN NICHT NUR IM DREIVIERTELTAKT

»Herr Doktor, ich würde ja, aber ich kann mich einfach allein auf die Dauer nicht überwinden, laufen zu gehen oder Sport zu machen!« Diese Aussage hören wir oft im Gespräch mit Patienten, Angehörigen oder auf Gesundheitstagen. Und in der Tat können wir nicht ein einziges Bewegungsrezept für alle Menschen ausstellen. Wir ticken einfach unterschiedlich und das ist auch gut so. Das gemeinsame Sporteln kann jedenfalls ein guter Motivator sein. Man trifft andere Menschen, tauscht sich sozial aus und verbringt neben der sportlichen Zeit vielleicht auch noch Zeit bei einem gemeinsamen Getränk danach. Apropos, im Dreivierteltakt können Sie sich zu zweit oder in der Gruppe wunderbar bewegen. Je nach Intensität sind Sie beim Tanzen zumindest in der moderaten Bewegungsaktivität und können so im Schwingen zur Musik Sport betreiben und Ihrem Herzen etwas Gutes tun.

Als weiteren Vorteil des Gemeinschaftssportes höre ich häufig: »Da habe ich meine wöchentliche Sportzeit, die ich dann auch einhalte.« Immerhin ist eine bestehende Gruppe, die mich erwartet, ein gutes Argument, andere Verpflichtungen hintanzustellen. Wenn das also für Sie denkbar ist, probieren Sie es einfach aus. Vielleicht gibt es im Kollegenkreis eine Fußballrunde, einen Yogakreis oder einen Lauftreff. Es ist auch eine »Typ-Sache«. Vielleicht sind Sie nicht so der Gruppensportler. Auch das ist in Ordnung. Dann suchen Sie sich einfach einen Sport, den Sie auch gut allein durchführen können. Eine andere Möglichkeit ist, beides zu kombinieren. Schließlich haben oft nicht alle zur selben Zeit die Möglichkeit, Laufen zu gehen. Weiters können Sie allein Ihr Tempo machen, was oft von der Uhrzeit und Tagesverfassung abhängt. Das Wichtigste ist: Suchen Sie sich Ihre passende Bewegungsaktivität!

Werfen wir noch einen Blick auf die bewegungsaktiven Bürger und Bürgerinnen der EU. Was können wir von ihnen in puncto Motivation lernen? Die Top-Gründe, warum Deutsche und Österreicher sportlich aktiv werden, sind »die Gesundheit und die Fitness verbessern«, »Entspannung, Spaß haben« und »Verbesserung der körperlichen Leistungsfähigkeit«. Die Schweizer geben ähnliche Motive an. Für sie sind die Hauptmotivatoren »draußen in der Natur zu sein«,

»die Gesundheit zu fördern«, »Spaß zu haben und einfach mal abschalten zu können«. Weitere Gründe für Bewegung sind die Gewichtskontrolle, »gesundes Altern«, »das Selbstvertrauen zu steigern«, »neue Fähigkeiten zu erlernen« und »einmalige Erlebnisse zu haben«. Der Wettkampf spielt als Motivator sowohl in Deutschland als auch in Österreich und der Schweiz übrigens eine nur sehr untergeordnete Rolle.[34]

Ich glaube, aus dieser Liste voller wunderbarer Anreize zur Bewegung findet jeder seine Favoriten! Und noch ein persönlicher Tipp:

Versuchen Sie, ein Gespür dafür zu bekommen, wie Ihnen körperliche Aktivität ganz konkret guttut. Nehmen Sie beispielsweise bewusst wahr, wie bei einem Waldspaziergang Ihr Kopf zunehmend frei wird? Fühlen Sie ein gutes Gefühl beim gemütlichen Joggen mit Ihrer Lieblingsmusik? Mit vermehrter Achtsamkeit gegenüber Ihrem Körper und Ihrem Wohlbefinden werden Sie sich selbst stärker zur Bewegung motivieren, weil es Ihnen dann ein Bedürfnis ist. Zudem stärkt das Gefühl, «etwas zu können«, unser Selbstbewusstsein, wodurch wir Freude an der Bewegung entwickeln, was uns wiederum von innen heraus motiviert.

FACTBOX **HERZVERBINDLICHKEIT**

- Herz und Hirn sind eng verbunden. Mit beiden sollten wir in einen bewegungsaktiven Alltag starten.
- Der innere Schweinehund bellt in jedem von uns. Mit einem bewegungsaktiven Weltbild und möglichst vielen positiven Gründen für sportliche Aktivitäten schrumpft er erstaunlicherweise und wir können ihn leicht überzeugen, uns beim Spaziergang zu begleiten.
- Freude an der Natur, Spaß an der Bewegung, Gesundheitsbewusstsein, Interesse an neuen Bewegungsaktivitäten und Aktivitäten mit anderen machen aus Ihrem inneren Schweinehund einen treuen Bewegungsbegleiter.
- Zu wenig Zeit und kein Interesse an Bewegung sorgen dafür, dass Ihr innerer Schweinehund groß wird und den Ton angibt.
- Chronische Erkrankungen oder Behinderung sind in der Regel keine Gründe, die gegen eine zumindest leichte bis moderate körperliche Aktivität sprechen. Besprechen Sie das Thema gegebenenfalls mit Ihrem behandelnden Arzt oder Ihrer Therapeutin.

4.

Herz ist Trumpf – Bewegung von klein auf

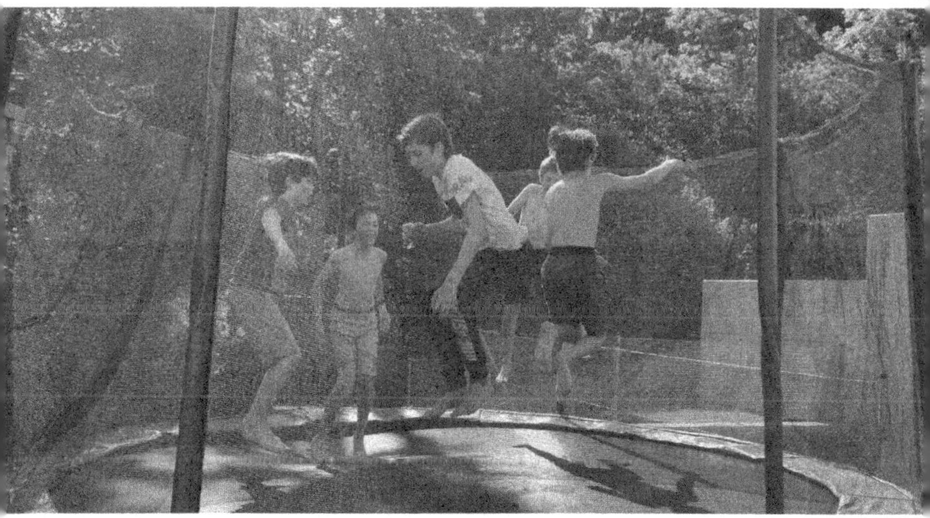

Bewegung läuft für Kinder gemeinsam mit Spaß wie von selbst.

Beim Schreiben dieses Kapitels habe ich als Co-Autorin ein bisschen über meine »bewegte Kindheit« in den 70er- und 80er-Jahren nachgedacht und habe festgestellt, dass wir uns heute über Dinge Gedanken machen, die es damals aufgrund der gesellschaftlichen, sozialen und technischen Rahmenbedingungen einfach (noch) nicht gab.

Ich hatte das Glück, in eine sehr sportliche Tiroler Familie hineingeboren zu werden. Mein Vater gehörte in seiner Jugend zur alpinen Nachwuchshoffnung im Schisport und brachte mir bereits mit drei Jahren das Schifahren bei. Mit vier Jahren fuhr ich mit Papa heimlich vom Hafelekar (einer der steilsten Pisten auf der Innsbrucker Nordkette), meine Mama erfuhr erst viel später davon. Somit gehörte ich, ohne groß darüber nachzudenken, immer zu den besten Schifahrerinnen in meiner Klasse.

Schifahren, Eislaufen, Schwimmen, Berggehen – alle diese Sportarten gehörten für mich als Kind zu meinem Alltag. Es stellte sich an einem Wochenende im Winter nie die Frage, was wir machen: Nach dem Frühstück packte meine Mama die Jause und Papa die Schi in unser Auto und für meine Schwester und mich hieß es ab auf die Piste, und zwar bei jedem Wetter.

Als wir in die Pubertät kamen, wurde die Schipiste zur Flirtzone. Die ersten aufregenden Blicke und Worte können garantiert mit jedem Tinder-Chat von heute mithalten. Wir wählten unsere Schibegleiter primär nach sportlichem Können und natürlich nach der Sympathie aus. Erste Zuneigungsbeweise, wie das Tragen der Schi von der Liftstation zum Hafelekar, gehörten zum pubertären Liebesalltag.

Zur Schule sind meine Schwester und ich immer zu Fuß gegangen, jeden Tag 30 Minuten hin und 30 Minuten retour. Damit erfüllten wir bereits nur mit unserem Schulweg die aktuelle Bewegungsempfehlung für Kinder und Jugendliche der WHO. Wir wurden weder mit dem Auto zur Schule gebracht noch damit abgeholt, außer wir mussten sperrige oder schwere Sachen transportieren (Gitarre für den Gitarrenunterricht etc.)

Da es damals weder Internet noch Mobiltelefone gab, spielten wir am Nachmittag mit unseren Freunden und Freundinnen in der Nachbarschaft. Wir machten keine Termine aus, sondern läuteten einfach spontan an der Tür. Hatte die Freundin oder der Freund keine Zeit, zogen wir weiter zur nächsten Adresse.

Wir wohnten am Stadtrand von Innsbruck, hinter unserem Haus war kein Spielplatz, sondern nur Wald. Aber dieser Wald war viel besser als ein Spielplatz: Wir entdeckten geheime Waldlichtungen, wo wir zeitig in der Früh Rehe und Elfen beobachten konnten, kraxelten über steile Hänge, um wilde Erdbeeren zu pflücken. Statt auf einer Schaukel ritten und schaukelten wir auf einer jungen Birke, und das ganz ohne elterliche Aufsicht und Erreichbarkeit.

Meine Schwester verbrachte ihre gesamte Freizeit auf einem Bauernhof in unserer Nähe. Ihre Kleidungsstücke rochen so nach Kuh und Stall, dass meine Mama ihr ein eigenes »Stall-Outfit« besorgte. Beim Zollerbauern holten wir täglich unsere frische Milch, natürlich zu Fuß, und dort lernten wir auch Kühe melken und durften am Traktor mitfahren.

Das klingt heute alles sehr abenteuerlich und die wenigsten jungen Eltern können sich vorstellen, ihren Kindern einen derart großen Freiraum zu lassen. Doch damals war das unser normaler Kinderalltag, in dem wir uns viel bewegten, ohne groß darüber nachzudenken.

Bewegung gehörte zum Alltag und war ein Mittel, um mit anderen kommunizieren zu können. Entweder wir gingen zu Fuß oder wir fuhren mit dem Fahrrad, damals gab es keine andere Art, Freunde zu treffen und mit ihnen zu kommunizieren. Meistens haben wir uns auch in der Natur getroffen: Im Winter sind wir viele Nachmittage lang unseren »Rutschhügel mit Bob und Rodel heruntergefahren, im Frühjahr waren wir sehr oft im Gartenhäuschen meiner Freundin Sonja und im Sommer haben wir uns regelmäßig auf »unserer« Lichtung zum Spielen getroffen ...

Wir waren überall, nur nicht in unserem Zimmer. Vielleicht hatte das auch damit zu tun, dass wir das Zimmer mit den Geschwistern teilen mussten. Zumindest bei mir und meiner damals besten Freundin Sonja war das so. Wir hatten nur ein Zimmer, und da sind wir natürlich vor unseren jüngeren Geschwistern geflüchtet.

UNSERE KINDER BEWEGEN SICH ZU WENIG

Genau dieses Selbstverständnis von Bewegung im Alltag ist in den letzten 20 bis 30 Jahren leider verloren gegangen.

Die deutsche Ärzte Zeitung berichtete im Jahr 2017 über eine Zunahme motorisch auffälliger Kinder. Mehr als ein Drittel der Kinder kann keine drei Schritte mehr rückwärts balancieren, geschweige denn auf einen Baum klettern. Sportlehrer bestätigen, dass immer weniger Kinder einfache Übungen wie die Rolle vorwärts beherrschen. Ein Purzelbaum war bei uns eine Aufwärmübung am Beginn jeder Turnstunde.[35]

Sie fragen sich, wozu ein Kind drei Schritte rückwärtsgehen oder eine Rolle vorwärts können soll? Weil diese Übungen die Koordination fördern, also die Fähigkeit, Bewegungen zu steuern und zu harmonisieren. Gehen diese Fähigkeiten verloren, wirkt sich das auf die Trittsicherheit der Kinder aus und die Unfall- und Sturzgefahr erhöht sich deutlich.

Koordinative Fähigkeiten sind nicht angeboren, sie müssen von den Kindern erlernt werden. Gerade zwischen dem 6. und 10. Lebensjahr ist die Lernfähigkeit für diese

Bewegungsabläufe sehr groß, da sich in diesem Alter die grundlegenden Mechanismen im zentralen Nervensystem entwickeln.

Zu den wichtigsten koordinativen Fähigkeiten gehören die räumliche Orientierungsfähigkeit, das Rhythmus- und Gleichgewichtsgefühl, das Durchführen präziser Bewegungen (wie zum Beispiel beim Ballett) oder eine kurze Reaktionszeit auf Signale.

Trainieren lässt sich das sehr gut durch den einfachen und angeborenen Bewegungsdrang der Kinder, durch Purzelbäume, Froschspringen, Ballspiele, Frisbee oder einfach »freestyle« herumtoben. Am besten wäre das draußen im Freien.

Das Privileg, am Waldrand im Grünen aufgewachsen zu sein, wird mir angesichts dieser Entwicklungen immer deutlicher bewusst.

Leider haben viele Kinder diese Möglichkeiten heute nicht mehr. Wegen des zunehmenden Straßenverkehrs, immer weniger Grünflächen und Spielplätzen und weniger Platz in der Wohnung können Kinder nicht mehr ihrem natürlichen Bewegungsdrang nachgeben.

Kumpels, mit denen man wie in den 80ern einfach einmal losziehen kann, gibt es nicht mehr. Und Eltern, die ihren Kindern dieselben Freiheiten gewähren würden, wie sie sie selbst genossen haben, würden es heutzutage zwischen all den »Helikoptereltern«, die um ihre Kinder kreisen, sehr schwer haben.

Neben den beschränkten Möglichkeiten, einfach im Freien zu toben und zu spielen, erschwert für viele Kinder ein durchgetakteter Tagesablauf ihren natürlichen Bewegungsradius:

In der Früh werden die Kleinen mit dem Auto (!) in den Kindergarten oder die Schule gebracht und mittags wieder auf vier Rädern abgeholt. Danach schnell im besten Fall ein frisch gekochtes Mittagessen, um rechtzeitig in der Klavierstunde oder beim Kinderchor zu sein.

Bewegung steht, wenn überhaupt, als Fixpunkt auf der Agenda, wie bei uns Erwachsenen.

Eine im Outlook fixierte Fitnesscenter- oder Yogastunde wird eher realisiert als ein unkonkretes Monatsabo. Das ist für uns Erwachsene auch okay. Die Kinder allerdings lernen dadurch schon von Beginn an, dass Bewegung in einem geschützten Rahmen zu einem bestimmten Zeitpunkt stattfindet. Egal ob es das Babyschwimmen für die Kleinsten, das Kinderturnen für die Größeren oder der Ballettunterricht für künftige Ballerinas ist. Dabei nehmen sie unbewusst mit, dass diese Termine mit einem bestimmten Stressfaktor für die Eltern, aber auch für die Kinder verbunden sind. Das Kleinkind ist gerade in ein Spiel vertieft oder erkundet krabbelnd seine Umwelt, schwupps, wird es aus seinem Tun herausgerissen, eingepackt und zum Babyschwimmen gefahren. Dass es da oft viel Geschrei und Gezeter gibt, ist naheliegend und kratzt am oft schon sehr angespannten Nervenkostüm der Eltern.

Neben dem Termindruck erschwert auch der Ehrgeiz mancher Eltern den Kindern den Spaß an der Bewegung. Zeigt der Nachwuchs Interesse und Talent in einer bestimmten Sportart, wird er meist in einen Verein gesteckt und mit regelmäßigen Trainingsstunden in der Woche »bespielt«. Dem Vereinsdruck halten aber nicht alle Kinder stand.

Nicht jeder ist zum Leistungssportler, aber sehr wohl zur Bewegung geboren. Diesen Satz sollten sich viele allzu ehrgeizige Eltern bewusst machen.

Bei uns in Tirol, aber auch in ganz Österreich werden Sportvereine (ein besonders erfolgreiches Beispiel ist sicher der ÖSV, der Österreichische Schiverband) als »Nachwuchs-Stätten« für künftige österreichische Spitzensportler stark gefördert. Kinder und Jugendliche, die mittel- und langfristig jedoch nicht über ausreichend Talent für den Leistungssport verfügen, bleiben auf der Strecke.

Sport als gemeinsame Freizeitaktivität mit hohem Spaßfaktor, aber ohne formelle Vereinsstruktur mit den damit verbundenen Pflichten wird für Kinder und Jugendliche bei uns (fast) nicht angeboten. Wenn, dann sind es gezielte Gesundheitsförderungsinitiativen einzelner Gemeinden zum Beispiel im Rahmen der Gesunden Gemeinden, die hier punktuell Aktivitäten setzen.

Hier ist die Gesundheits- und Bildungspolitik gefordert, in Zeiten mangelnder Bewegung und der damit verbundenen Gesundheitsrisiken wie Übergewicht, Diabetes oder Herz-Kreislauf-Erkrankungen, mit speziellen, informellen Kinder- und Jugend-Sportangeboten niederschwellig gegenzusteuern.

Kinder und Jugendliche möchten sich gerne austauschen und kommunizieren, an diesem Grundbedürfnis hat sich seit meiner Jugend in den 80ern nichts geändert. Bietet man ihnen einen coolen Freizeitraum, das kann ein Volleyballplatz, ein Fußballplatz oder eine einfache Fitness- und Laufstrecke mit zentralem Treffpunkt sein, sind die Kinder und Jugendlichen motivierter, sich in der Gruppe zu bewegen, dabei Spaß zu haben und sich in einem lockeren Rahmen zu treffen – in der Realität, nicht in einer virtuellen Welt.

Ein guter Tipp aus erfolgreichen Gesunden Gemeinden ist, dass dieser Platz von einer Gemeinde oder einem Stadtteil nicht nur zur Verfügung gestellt wird, sondern dass zu Beginn auch kostenlose Trainerstunden angeboten werden, um die Kinder mit der Sportart vertraut zu machen bzw. ihnen die Grundkenntnisse beizubringen, egal ob das Basketball, Volleyball oder eine andere Sportart ist.

Das Wichtigste an dem Angebot sollte die Niederschwelligkeit sein, das heißt, jeder, der Lust und Zeit hat, sollte mitmachen können. Gemeinsam Sport zu betreiben macht einfach mehr Spaß und schafft offene, reale Begegnungszonen, im Vergleich zur virtuellen Welt, in der sich viele Sportmuffel bewegen.

Wenn Kinder zwischen einer virtuellen Gaming-Welt und realem Freizeitspaß mit echten Freunden in ihrer Gemeinde oder ihrem Stadtteil wählen können, entscheiden sich die meisten Jugendlichen für das echte Leben.

Kinder, die sich von klein auf regelmäßig bewegen, legen damit den Grundstein für ein langes und gesundes Leben. Das Herz ist ein Muskel wie andere auch und passt sich wie die Arm- oder Beinmuskulatur einer regelmäßigen Belastung an. Es wird bei regelmäßiger Bewegung stärker und ausdauernder. Somit wird Herz-Kreislauf-Erkrankungen, Diabetes und Übergewicht auf natürliche Art und Weise vorgebeugt.

Ich kann mich noch an den erstaunten Blick des Arztes erinnern, der mich im Rahmen eines Belastungs-EKGs eine halbe Stunde radeln ließ und mich dann fragte, ob ich regelmäßig Ausdauer-Sportarten betreibe? Mein Herz hüpfte vor Freude – ja, das mache ich, und zwar seit meiner Kindheit!

DIE PUBERTÄT ALS SPORTLICHE HERAUSFORDERUNG

Eine wichtige Rolle spielt der Sport, egal ob Vereinssport oder gemeinsame Freizeitaktivitäten, vor allem in der Pubertät. Die jungen Menschen sind in dieser Phase nicht nur hormonellen Schwankungen unterworfen, sondern sie leiden meist auch unter einem nicht allzu stabilen Selbstvertrauen.

Sport erfüllt genau in dieser Lebensphase wichtige Aufgaben: Sozialer Zusammenhalt: Das Gemeinschaftsgefühl wird gestärkt, es werden Freundschaften abseits der Schule geknüpft. Die jungen Leute lernen ihre Nachbarn besser kennen und haben die Gelegenheit, sich mit den Freunden schnell zu einem spontanen Fußballmatch oder einer Laufrunde zu treffen. Die Hemmschwelle, sich gemeinsam spontan zu bewegen und etwas zu unternehmen, ist viel niedriger, als die geplanten Stunden im Fitnessstudio zu absolvieren – und meist auch kostengünstiger.

»Unverfängliche« Nähe/Kontakte knüpfen: Egal ob sich die Jugendlichen beim Jugendsporttag in der Gemeinde, beim Tag der offenen Tür von Sportvereinen oder im Rahmen sportlicher Aktivitäten im Rahmen anderer Jugendgruppen begegnen, all das bietet ihnen neutralen Boden, um einander kennenzulernen. Ich kann mich noch gut an unsere wöchentliche Hallenhockey-Runde am Donnerstagabend an der Sportuni Innsbruck erinnern. Wir waren ein gemischtes Team und hatten sehr viel Spaß. Es war aber gleichzeitig sportlich sehr herausfordernd und extrem anstrengend. Der Donnerstagabend war mir persönlich »heilig«. Nicht nur, dass nette Kollegen und Kolleginnen dabei waren, wir sind nach dem Training auch noch gemeinsam in die Sauna und dann auf ein Bier gegangen. Diese Kombination aus Sport, Spaß und Flirten hat bis heute nichts an Reiz eingebüßt. Ganz im Gegenteil, laut einer großen Jugendumfrage[36] ist den jungen Leuten heute nichts wichtiger als Familie und Freunde.

Möglichkeit zum Wettkampf: Sie können sich in einem geschützten Rahmen mit anderen messen. Das ist hauptsächlich für viele junge Männer eine wichtige Erfahrung. Dabei ist es egal, ob es als Mannschaftssport oder als gemeinsames Training mit Freunden stattfindet. Für junge Menschen ist eine persönliche »Verortung« ihrer Fähigkeiten und ihrer Leistungsgrenze im direkten Vergleich mit anderen sehr wichtig.

In Deutschland wurde von 1975 bis zur Jahrtausendwende ein Rückgang der motorischen Leistungsfähigkeit von Kindern um ca. 10% festgestellt. Laut den letzten Bewegungsdaten aus den Jahren 2015 bis 2017 stagniert das Niveau. Der alarmierende Befund: Drei Viertel der Kinder und Jugendlichen bewegen sich zu wenig!

Aber wie viel Bewegung braucht ein Kind? Die Weltgesundheitsorganisation WHO empfiehlt für Kinder zumindest 60 Minuten täglich moderate (bis hohe) körperliche Aktivität. Das heißt, dass die lieben Kleinen bei der Bewegung schon einmal außer Atem oder ins Schwitzen kommen sollten. Am besten natürlich »spielerisch«, ohne darüber nachzudenken.[37]

Ähnlich sieht die Situation in Österreich aus. Zahlen aus dem Jahr 2014 zeigen, dass lediglich ein Fünftel (21%) der 11- bis 15-Jährigen die Bewegungsempfehlung von 60 Minuten täglich erfüllt. Und auch hier nimmt die Bewegungsaktivität mit zunehmendem Alter ab. Bewegen sich noch 31% der 11-Jährigen in ausreichendem Maß, sind es nur mehr 11% der 15-Jährigen. Bei den 15-Jährigen bewegt sich sogar jeder Dritte nur mehr 0 bis 2 Tage pro Woche im Ausmaß von einer Stunde.

Das sind alarmierende Zahlen! Diese sollten Eltern, Politiker und Experten aufrütteln, hier gegenzusteuern.

Eine erste Möglichkeit, 15- bis 20-Jährige zu mehr Bewegung zu motivieren, ist, ihnen als Eltern und Erziehungsverantwortliche »Taxidienste« zu verweigern. Bereits Volksschulkinder können nach anfänglicher Begleitung und Erkundung des Schulweges täglich zu Fuß in die Schule bzw. zur Haltestelle des öffentlichen Transportmittels gehen oder mit dem Rad fahren.

Aber nicht nur der Weg zur Schule, auch Freizeitaktivitäten oder Besorgungen und Einkäufe sollten mit dem Rad erledigt werden. Im Jahr 2011 nutzten immerhin 31% der 15- bis 20-jährigen Österreicher und Österreicherinnen das Fahrrad mehrmals wöchentlich für alltägliche Wege.[38]

Die Beobachtung dieser Studie, dass die körperliche Aktivität mit zunehmendem Alter bzw. Beginn der Pubertät abnimmt, können sehr viele Eltern bestätigen. Ab 12, 13 oder 14 Jahren wird es zunehmend uncool, gemeinsam mit den Eltern Freizeit- und Sportaktivitäten zu unternehmen. Ausnahmen sind dabei die Kinder und Jugendlichen, die in fixen Vereinsstrukturen trainieren und deren Väter oder Mütter in ihrem Nebenjob immer mehr zum Trainer oder zur Taxifahrerin »mutieren«.

Das bedeutet, dass Jugendliche, sobald sie aus dem schulpflichtigen Alter und dem damit verbundenen Sportunterricht herauswachsen, wenig bis keinen Sport mehr betreiben. Das ist gleichermaßen bekannt und alarmierend zugleich. Werden Gesundheitspolitiker auf diese Tatsache angesprochen, geben sie diese Lücke in der Gesundheitsförderung auch offen zu!

Wir haben uns die Möglichkeiten und Chancen, diesem Trend zur Bewegungsarmut bei Jugendlichen gegenzusteuern, angesehen.

Wie bringe ich mein pubertierendes Kind in Bewegung?

Die Pubertät ist eine Phase, in der Kinder und Jugendliche sich selbst mehr in den Fokus rücken. Sie spüren nicht nur eine hormonell bedingte körperliche Entwicklung, sondern bemerken auch soziale Veränderungen. Eltern und Familie werden in ihrer Erziehungs- und Kontrollfunktion zunehmend als anstrengend empfunden. Die Freunde und Kolleginnen werden dagegen immer wichtiger.

Gemeinsame sportliche Aktivitäten mit der Familie sind dann plötzlich am Wochenende nicht mehr angesagt. Das hat weniger mit der mangelnden Lust an der Bewegung als vielmehr mit dem stark gestiegenen Interesse an den Freundinnen oder am anderen Geschlecht zu tun.

In einem ersten Schritt können Eltern die Freunde ihrer Kinder bei sportlichen Aktivitäten mitnehmen. Der eingeladene Freund oder die Freundin bewirken oft Wunder, bei Burschen kommt es dabei oft auch zu einem positiv motivierenden Wettbewerb.

Eine andere Möglichkeit, vor allem bei größeren Kindern, wäre, sie zu gemeinsamen Aktivitäten mit ihren Freunden und Freundinnen zu motivieren, indem man anlassbedingt die Ausrüstung komplettiert oder das von Herzen gewünschte Sportgerät kauft. Oftmals reicht schon eine Idee, wie man ein spannendes Wochenende in der Gruppe verbringen kann ...

Jugendliche orientieren sich in dieser Lebensphase primär an der sozialen Peer-Group. Sie möchten dazugehören und gehört werden. Der Austausch erfolgt auf mehreren Ebenen. Zur persönlichen Kommunikation mit Freunden, Schulkollegen und Nachbarn kommen Kontakte in den sozialen Netzwerken. Liken und geliked werden sind wichtige Treiber und Motivatoren der Kommunikation und stellen für die heranwachsenden Jugendlichen sehr oft eine zusätzliche psychische Belastung dar. Zahlreiche neue Begriffe von dissen (von disrespect abgeleitet, was so viel bedeutet wie schlechtmachen, schlechtreden) bis Cybermobbing bestätigen das.

Was spricht konkret für eine bewegte Jugend und welche Ansatzpunkte gibt es, das in der eigenen Familie umzusetzen?

Sport hilft jungen Menschen bei Emotionskontrolle und Stressabbau

Unabhängig davon, wodurch sich die Jugendlichen gerade gestresst fühlen, ob Ärger zuhause, mit dem Lehrer, der Freundin oder dem Chef, sportliche Betätigung hilft, diesen abzubauen.

»In der Pubertät spielt der Sport eine wichtige Rolle bei der Emotionskontrolle und dem Stressabbau«, sagt der Schweizer Sportpsychologe Philippe Müller von die-sportpsychologen.ch. »Sportliche Aktivität führt oft zu einer positiven Stimmungsveränderung direkt nach dem Sport. Außerdem verbessert Sport die Fitness, Kraft und Ausdauer.«

Wenn Eltern sich und ihrem Kind diese Tatsache bewusst machen, dann ist der erste sportliche Schritt schon getan. Wichtig ist, dass Sie Ihrem Kind bei der Suche nach »seiner« oder »ihrer« persönlichen Sportart helfen.

Ist es ein Ball-Talent und hat als Kind schon gerne mit Bällen gespielt, suchen Sie in Ihrer Nähe eine (Vereins-)Struktur, wo es diesen Sport lernen und in einem Team ausüben kann. Jugendliche sehnen sich gerade in der Pubertät nach Anerkennung und Aktivitäten in einem Team. Im Team-Sport erhalten sie beides, neben dem Spaß an der sportlichen Betätigung und dem Knüpfen neuer Freundschaften.

Vernetzung in der Nachbarschaft oder in der Gemeinde

Ist Ihr Kind mit einer Vereinsstruktur (regelmäßiges Training, verpflichtende Teilnahme an Wettkämpfen) überfordert, würde aber gerne Sport in einer losen Gruppe betreiben, wie zum Beispiel Basket- oder Volleyball, werden Sie selbst initiativ.

Erkunden Sie die Nachbarschaft. Gibt es Kinder und Jugendliche, die für ein Nachbarschaftsteam zu begeistern wären? Schalten Sie dafür kleine kostenlose Anzeigen in

Ihrem Dorfblatt oder der Stadtteilzeitung! Erkundigen Sie sich in Ihrer Gemeinde, welche Möglichkeiten der Unterstützung es dafür gibt. Könnten Räume für den Sport zur Verfügung gestellt werden? Kann die Gemeinde hier niederschwellig eine Initiative starten? Das Konzept der Gesunden Gemeinde beziehungsweise gesunden Kommune gibt es in vielen Regionen in Österreich, in Deutschland und der Schweiz. Erkundigen Sie sich, ob auch Ihre Gemeinde dazugehört, sonst können Sie das ja selbst anregen.

Vielleicht gibt es auch bereits bestehende Sportstrukturen, an die man anknüpfen kann: ASKÖ Jugendsport, ASVÖ Sportjugend, Naturfreundejugend Österreich, Alpenvereinsjugend etc. Es lohnt sich ebenfalls, das Angebot von lokalen Volkshochschulen, Sport- und Turnvereinen zu durchforsten.

Existiert nichts Ähnliches vor Ort, dann gründen Sie selbst eine Elterninitiative. Vielleicht stellt ein Nachbar eine Einfahrt, einen Teil eines Gartens oder Feldes oder eine Räumlichkeit für einen Sport-Treffpunkt zur Verfügung. Das gemeinsame Ballspielen, sei es Basketball oder Volleyball, benötigt nicht viel Platz, aber es macht gemeinsam viel mehr Spaß und die jungen Menschen bewegen sich.

Das Spielen im freien Raum hat gegenüber dem fixen Vereinsspiel einige Vorteile: Junge Menschen können sich spontan organisieren, wer Lust und Zeit hat, kommt zum Spielen bzw. zum sportlichen Treffpunkt. Die Kinder und Jugendlichen können sich ungezwungener und spontaner bewegen, ohne fürchten zu müssen, etwas kaputt oder schmutzig zu machen.

Wichtig wäre eine Möglichkeit zur sportlichen Aktivität in der Nähe des Wohnortes, wo die Jugendlichen zu Fuß oder mit dem Rad selbstständig hinkommen können.

Wie leicht so etwas funktionieren kann, haben wir selbst im Urlaub erlebt: Auf unserem Lieblings-Campingplatz in Italien verabredeten sich die Jugendlichen jeden Tag auf dem Feld zum abendlichen Volleyballspiel. Jeder durfte mitmachen, es wurde gelacht, getobt und geschwitzt, unabhängig vom Alter, der Sprache oder der Nation.

Sport ist ein verbindendes Element zwischen den Menschen und dient sehr gut zur Integration. In unserer Gemeinde gibt es im Sommer am Volleyballplatz regelmäßig Matches zwischen Nationen und Generationen. Zuerst sind die Teilnehmer etwas schüchtern, aber sobald das Spiel in vollem Gange ist, wird gescherzt in Deutsch, Englisch und in vielen anderen Sprachen.

Sport in der Jugend als Basis für ein gesundes Leben

Wer kennt sie nicht, die Sprüche, die wir schon von unserer Oma gehört haben, wie »sich regen bringt Segen«, »Bewegung macht beweglich« oder etwas deftiger: »Wer geht, kropft und pfarzt, der braucht koan Arzt!« Aber es ist nun einmal so, Omas haben meistens recht.

Das bestätigte auch eine deutschlandweite repräsentative Studie. Ein Forschungsteam der Universitäten Bayreuth und Jena hat 2011 gezeigt, dass körperliche Ausdauer und Kraft sowie die selbst eingeschätzte Fitness erheblich steigen, wenn Jugendliche häufiger Sport treiben. Die Studie, die im »European Journal of Sport Science« erschienen ist, stützt sich auf eine deutschlandweite Untersuchung. Das Robert-Koch-Institut in Berlin hat die Daten erhoben. Mehr als 17.600 Kinder und Jugendliche wurden dabei medizinisch untersucht und über ihren Gesundheitszustand befragt. Im Zusatzmodul wurden die Kinder und Jugendlichen im Hinblick auf ihre körperliche Fitness getestet. Parallel zu diesen sportmotorischen Tests gaben die Kinder und Jugendlichen, begleitet von ihren Eltern, in Fragebögen Auskunft über ihre sportlichen Aktivitäten.

Die Ergebnisse sprechen für sich: Bereits eine geringe Steigerung der sportlichen Aktivität stärkt die Gesundheit der Jugendlichen. Ausdauer, Kraft und Koordination nehmen zu. Darüber hinaus gibt es auch in psychosozialer Hinsicht positive Aspekte. Denn bei Jugendlichen, die öfter Sport treiben, wächst zusammen mit der tatsächlichen Leistungsfähigkeit auch die selbst eingeschätzte Fitness. Das Selbstwertgefühl steigt. Die Wissenschaftler konnten zeigen, dass diese positiven Effekte für alle Jugendlichen gelten, unabhängig vom jeweiligen Sozialstatus der jungen Menschen.

Sport macht Spaß, fördert die Gesundheit, stärkt die Psyche und bietet den Jugendlichen die Möglichkeit, sich auszutoben und Frust und negative Emotionen abzubauen. Entscheiden sich Jugendliche für einen Mannschaftssport, kommt ein weiterer Aspekt hinzu: »Der Sport fördert soziale Kompetenzen und den Kontakt mit Gleichaltrigen sowie den Umgang mit Erfolg und Niederlagen«, sagt der Schweizer Sportpsychologe Philippe Müller. Wer sich regelmäßig bewegt, fühlt sich außerdem wohler in seinem Körper. »Sporttreibende Jugendliche sind tendenziell zufriedener mit ihrem Körper und ihrem Aussehen als Nicht-Sporttreibende.« Eine finnisch amerikanische Studie hebt den Zusammenhang zwischen Sport und Rauchen bei Jugendlichen hervor[39], und zeigt, dass sporttreibende Jugendliche häufiger Nichtraucher bleiben. »Somit kann eine präventive Wirkung des Sports auf Suchtmittel vermutet werden«, sagt Müller.

Sport stärkt das Selbstvertrauen und die Lebensqualität

Dieses Studienergebnis finden wir besonders in digitalen und vernetzten Zeiten sehr wichtig: Wer als junger Mensch Sport betreibt, achtet nicht nur auf seinen Körper (und findet sich attraktiver), sondern bekommt auch ein gesundes und gesünderes Selbstvertrauen. Das ist in Zeiten von zunehmenden Hass-Postings und Cybermobbing ein wichtiger Selbstschutz. Aus diesem Grund leiden sehr viele unsportliche Jugendliche unter ihrem Aussehen bzw. ihrem Übergewicht. Die Kilos wiegen schwer und das nicht nur auf der Waage, sondern vor allem auf der Psyche.

Im November 2017 veröffentlichten Forscher um Stephen Pont, Kinderarzt am Dell Children's Medical Center im texanischen Austin, im Fachblatt »Stigma Experienced by Children and Adolescents With Obesity«[40] eine Grundsatzerklärung, in der sie auch von ihren Ärztekollegen einen respektvolleren Umgang mit dicken Kindern und Jugendlichen forderten. Dr. Stephen Pont schreibt: »Die Vorstellung, dass jemand umso bereitwilliger abspeckt, je häufiger man ihn auf seine Fettleibigkeit hinweist, ist ebenso weit verbreitet wie falsch. Statt Gewichtsverlust befördern Spott und Ausgrenzung eher Frustessen; viele fettleibige Jugendliche trauten sich irgendwann nicht mehr zum Arzt – was gesundheitliche Probleme nur noch verstärkt!« Pont weist auf häufige Kränkungen von übergewichtigen Kindern im Alltag hin:

- Die Wahrscheinlichkeit, zum Mobbingopfer Gleichaltriger zu werden, steigt mit dem Body-Mass-Index (BMI). Wer wegen seines Gewichts gehänselt wird, neigt wiederum eher zu Selbstverletzungen und Selbstmordgedanken.
- Lehrer schätzen ihre dicken Schüler, unabhängig von deren tatsächlichen Testergebnissen, als weniger leistungsfähig ein als die normalgewichtigen und sie erwarten von ihnen auch ein schlechteres Sozialverhalten.
- Sehr fettleibige Kinder und Jugendliche bewerten ihre Lebensqualität ähnlich schlecht wie Altersgenossen, die an Krebs erkrankt sind.[41]

Immer mehr Kinderärzte, Psychologen und Sozialwissenschaftler plädieren dafür, sich nicht nur mit den körperlichen, sondern auch mit den seelischen Folgen von zu dicken Kindern und Jugendlichen zu beschäftigen. Im Rahmen des internationalen Symposiums zum Thema »Fat Studies« diskutierten Wissenschaftler im November 2017 in München die Frage, wie Dicke in Büchern, Filmen oder Kunstwerken dargestellt werden – und wie sich so jenes Bild in die Köpfe brennt, das in der Gesellschaft vorherrscht.

Die Psychologin Claudia Luck-Sikorski erforscht an der Hochschule für Gesundheit in Gera die Stigmatisierung von übergewichtigen Kindern. Basierend auf 3000 Telefoninterviews führte sie eine repräsentative Umfrage durch zum Thema, ob dicke Kinder eine Art Welpenschutz genießen.[42]

Das Ergebnis war erschreckend und ernüchternd zugleich: Die Befragten schrieben dicken Kindern mehr negative Eigenschaften zu als dicken Erwachsenen. Dicke Kinder würden noch strenger beurteilt, weil die Öffentlichkeit annimmt, dass sie ihr Schicksal einfach ändern und abnehmen könnten.

Doch so simpel ist das nicht. Beim Symposium in München waren sich die Fachleute einig: Ob ein Kind dick wird, entscheiden nicht allein mangelnde Bewegung und falsches Ernährungsverhalten, sondern auch die Gene, die Prägung im Mutterleib, Stress, einschneidende Erlebnisse wie Tod, Trauer, Vorbildverhalten in der Familie etc. spielen eine tragende Rolle. »Beim Verständnis der Genetik sind wir noch ganz am Anfang«, sagt Kinderarzt Thomas Reinehr. Und hat der Körper sich erst einmal auf einem hohen Gewicht eingependelt, greifen tief im Zwischenhirn jene Regulationsmechanismen, die schon vor vielen Tausend Jahren den Stoffwechsel unserer Vorfahren im Lot gehalten haben. »Das Gewicht wird verteidigt, auch wenn es zu hoch ist«, sagt Adipositas-Forscher Martin Wabitsch, mit dem Verstand könne man dagegen wenig ausrichten.[43]

Auch wenn wir bis dato nicht wissen, welche Rolle die Genetik bei dicken Kindern und natürlich auch Erwachsenen spielt, eines ist gewiss: Wir können als verantwortungsbewusste Eltern an den Schrauben drehen, die bekannt sind – und dazu gehören Bewegung, Bewegung und noch einmal Bewegung.

Wir möchten Ihnen damit aber auch aufzeigen, dass hier ein Leidensdruck besteht. Integrieren statt ausgrenzen, unterstützen und zur Bewegung animieren statt demütigen sind die notwendigen Handlungen, die wir alle in unserem Umfeld setzen können.

Eltern als Vorbilder

Eine weitere Schraube, an der wir als Eltern drehen können, ist die eigene Vorbildfunktion. Meine Eltern haben uns als Kinder und Jugendliche jeden Tag vorgelebt, wie wichtig Sport und Bewegung sind – und sie tun das bis heute. Mit ihren 78 und 74 Jahren stehen sie im Winter täglich entweder auf Pisten- oder Tourenschi und im Sommer in den Clicks ihrer Bikes. Im Alter von über 70 Jahren sind sie auf das E-Bike umgestiegen.

Neben Schifahren und Radfahren brachten sie uns Kindern viele andere Sportarten bei: vom Windsurfen über das Klettern bis hin zu Schwimmen und Tennis. Der Sport war Teil unseres Alltags und wir wuchsen damit so selbstverständlich auf, dass wir das auch an unsere Kinder weitergegeben haben. Mit dem Ergebnis, dass sie (mit 22 und 20 Jahren) heute noch gerne mit uns, aber auch mit ihren Großeltern Schifahren gehen. Und wir alle müssen uns anstrengen, mit Oma und Opa auf der Piste mitzuhalten.

Beispiel bin ich als Mutter und Vater oft, Vorbild immer! Nach diesem Motto legen wir für unsere Kinder und Jugendlichen schon sehr früh den Grundstein für gesunde Bewegung im Alltag. Egal ob wir mit ihnen zu Fuß einkaufen gehen, ob wir sie mit dem Rad in die Schule bringen, mit ihnen und den Nachbarskindern im Garten Ball spielen oder am Wochenende zum Schifahren auf die Piste gehen. Wichtig ist, dass wir es gemeinsam mit ihnen tun. Zusammen mit seinen Kindern Sport zu treiben, ist nicht nur gesund, es macht Spaß und schafft gemeinsame glückliche Momente, an die man gerne zurückdenkt. Meine Schwester und ich haben uns immer gestritten, wer hinter Papa in seiner »Schi-Spur« nachfahren darf. Daran werden wir uns ein Leben lang erinnern.

Selbst sportlich aktiv und somit ein glaubhaftes Vorbild zu sein ist wichtig. Genauso zentral ist es jedoch, seine Kinder bei der Umsetzung ihrer sportlichen Aktivitäten zu unterstützen. Für welchen Sport sich Jugendliche begeistern, ist sekundär. Viel wichtiger ist, dass sie überhaupt Sport betreiben und sich regelmäßig bewegen. Manche bevorzugen Teamsport wie Fußball, Basket- oder Volleyball, während andere lieber laufen, Skifahren oder Rennrad fahren. Wenn die Jugendlichen einen Mannschaftssport wählen, lohnt es sich, den Trainer oder die Trainerin kennenzulernen, denn diese Bezugspersonen vermitteln nicht nur sportliche, sondern auch menschliche Werte.

BEWEGTE SCHULE – BEWEGTE PAUSE

Kinder und Jugendliche brauchen nicht besonders viel, um gemeinsam sportlich aktiv zu werden. Ein Ball oder eine Gummischnur reichen für die kindliche Kreativität schon aus.

Wie oft haben wir als Kinder und Jugendliche im Pausenhof Gummitwist gespielt. Das war primär etwas für uns Mädels, aber wir entwickelten dabei richtigen Ehrgeiz und waren nach der großen Pause total durchgeschwitzt. Die Jungs in unsere Klasse stellten hingegen ihr Klettertalent zur Schau. Im Schulhof wuchs ein großer Apfelbaum, der eignete sich hervorragend zum Klettern und Kraxeln. Die Lehrer, die uns in der Pause beaufsichtigten, hatten damals nichts dagegen. Sicher gab es den einen oder anderen Kratzer, aber der Spaß und die Freude an der Bewegung überwogen.

Heute gibt es in vielen Schulen Österreichs das Konzept der bewegten Pause oder der bewegten Schule. Hier wird dem Dauersitzen der Kampf angesagt. In diesen Schulen können Kinder im Unterricht auch mal vom Sessel aufstehen und im Stehen weiterdenken. In Hamburg können sich Schulen die Auszeichnung »Gesunde Schule« holen, wenn sie ihre Schule gesundheitsfördernd gestalten. Hier gibt es mehrere mögliche Handlungsfelder. Die Bewegungsförderung ist ein wesentlicher Punkt, der unter anderem durch Schaffung von Bewegungsräumen (zum Beispiel Schulhofgestaltung) und aktive Pausen umgesetzt werden kann.

Apropos Dauersitzen. Das dauerhafte ruhige Sitzen ist nicht nur für den Geist, sondern auch für den Bewegungsapparat ermüdend. So ist es für die Gelenke besser, die Körperposition öfter zu verändern. Hier kann man in der Klasse mit ein paar Sitzbällen oder Yogakissen Gutes für die Kinder tun. Und es muss ja nicht jedes Kind ein alternatives Sitzgerät zum Sessel haben. Man kann einfach stundenweise abwechseln.

Statt nach dem sitzenden Unterricht auch die Pause im Sitzen zu verbringen, werden die Kinder gezielt in Bewegungsräume geschickt. Diese Räume können drinnen oder draußen im Hof sein. Es gibt eine Auswahl einfacher (daher auch kostengünstiger) Bewegungsgeräte, die von den Kindern benützt werden können. Die Bewegungspause dauert ein paar Minuten länger, aber die Kinder kommen ausgeglichener wieder in den Unterricht.

Selbst wenn Ihr Kind keine »bewegte Schule« besucht, können Sie dessen Bewegung fördern. Das beginnt schon mit dem Schulweg. Nutzen Sie die Möglichkeit, dass Ihr Kind in der Früh durch etwas Bewegung den Körper und Kreislauf in

Schwung bringt. Die anschließende Unterrichtsstunde wird sicher ruhiger und aufmerksamer ausfallen, als wenn das Kind aus dem Bett kommt, im Auto sitzt und dann direkt am Sessel den weiteren Tag verbringt. Gerade in den Grundschulen ist der Schulweg üblicherweise gut bewegungsaktiv machbar. Dies zeigt eine Untersuchung aus Hamburg. Bei der Befragung von Viertklässlern gaben 79% an, regelmäßig zu Fuß oder mit dem Fahrrad in die Schule zu kommen. Es wurde eine durchschnittliche Zeit von 10 Minuten für den Schulweg errechnet. Die Hamburger Kinder aus Familien mit hohem Wohlstand wurden übrigens doppelt so häufig mit dem Auto in die Grundschule gebracht als Kinder mit mittlerem und niedrigem familiären Wohlstand.[44]

Man kommt als Elternteil oft ins Staunen, welche Bewegungsenergie in den Kindern steckt. Um die Bewegung der Kinder zu fördern, müssen wir Erwachsene aber als Vorbilder mitmachen. Nur die Kinder von der Wohnzimmercouch aus ins Freie zu schicken, wird nicht lange funktionieren. Und für uns Erwachsene ist der Aufenthalt in der Natur, noch dazu mit etwas Bewegung, ebenso gesundheitsfördernd wie für die Kinder. Da wir selbst Eltern sind, wissen wir, dass gegen einen Ausflug ins Grüne von Kinderseite schon mal heftig protestiert werden kann. Aber das ist unsere Erziehungsaufgabe, dass wir für ein gewisses Bewegungsausmaß unserer Kinder sorgen. Seit wir wissen, wie wichtig Bewegung schon von Kindesbeinen an ist, haben wir zumindest gute Argumente in der Hand.

BEWEGUNG, GESUNDE ERNÄHRUNG UND ÜBERGEWICHT HÄNGEN ZUSAMMEN

Gleichzeitig mit dem Bewegungsmangel nimmt die Anzahl übergewichtiger Kinder zu. Aktuelle Zahlen aus Deutschland fanden Übergewicht bei 15,4% der 3- bis 17-Jährigen. Die Rate der übergewichtigen Kinder steigt mit zunehmendem Alter. Und die Studie fand einen weiteren wichtigen Punkt: Übergewichtige Kinder bewegen sich weniger als normalgewichtige.

Somit stellt, neben der Ernährungskomponente, die körperliche Aktivität einen wesentlichen Faktor der Gesundheitsförderung von Kindern dar. Ein positiver Aspekt der Studie ist, dass es in den letzten Jahren zu keinem weiteren Anstieg des Anteils übergewichtiger Kinder in Deutschland gekommen ist. Niedriger sozioökonomischer Status war bei deutschen Mädchen mit höherer Übergewichtsrate assoziiert. Dies zeigt, wie wichtig es ist, das Bewegungswissen in der gesamten Bevölkerung zu verbreiten.[45]

Die Ergebnisse des österreichischen Kinder- und Jugendgesundheitsberichtes 2015 zeigen es ebenfalls: Übergewicht bei Kindern und Jugendlichen ist ist (tatsächlich auch gesamteuropäisch) ein Problem. Auch in anderen europäischen Ländern gibt es Übergewichtsraten in unterschiedlichen Altersgruppen von 13 bis 28%, mit einer Zunahme im Lauf der letzten Jahre.

Hier noch eine Hintergrundinformation: Man findet oft leicht unterschiedliche Raten an Übergewicht bei Kindern in unterschiedlichen Studien. Dabei sind drei Aspekte wichtig zu wissen.

- Es gibt unterschiedliche Definitionen, ab wann Übergewicht beim Kind beginnt.
- Es macht einen Unterschied, ob die Gewichtsdaten nur aus einer Befragung stammen oder tatsächlich mit einer Waage gemessen wurden.

- Man muss die Erhebungszeiträume und die Altersgruppen genau wissen, um Vergleiche anstellen zu können. So kann man beispielsweise NICHT den Durchschnittswert einer Stichprobe 6- bis 9-Jähriger mit dem Durchschnittswert 6- bis 18-Jähriger vergleichen. Aber es geht uns auch in diesem Buch nicht um einzelne Prozentsätze, sondern wir wollen Ihnen die Größenordnung der jeweiligen Fragestellung oder Problematik verdeutlichen.[46]

Bewegungsmangel hat bei Kindern aber noch weitreichendere Folgen. Neben dem Verzicht auf die muskelkräftigende und knochenstärkende Wirkung nimmt die motorische Geschicklichkeit ab und die Haltungsprobleme des Bewegungsapparates nehmen zu. Gehen wir noch ein Stück weiter – kann man bei Jugendlichen durch Bewegung die vorzeitige Sterblichkeit im Erwachsenenalter senken? Eine sehr interessante Studie gibt uns hier einige Fakten. Über eine Million jugendlicher Schweden im Alter von 16 bis 19 Jahren wurde über einen Zeitraum von 24 Jahren beobachtet. Zu Studienbeginn hat man die Muskelstärke gemessen (Knie strecken, Handgriff, Ellbogen beugen) und die Jugendlichen nach ihrer Muskelkraft in Gruppen eingeteilt. Es zeigte sich, dass die muskelschwächeren Jugendlichen ein höheres Risiko, frühzeitig zu sterben, hatten als die muskelkräftigeren. Und noch etwas: Auch übergewichtige Jugendliche profitierten von besserer Muskelkraft im Sinne eines besseren Überlebens![47]

DICKE KINDER – KRANKE ERWACHSENE?

Hat Übergewicht bei Kindern Auswirkungen auf ihr weiteres Erwachsenenleben? Die Antwort darauf lautet: Ja.

Übergewichtige Kinder haben ein höheres Risiko, als Erwachsene übergewichtig zu bleiben, als normalgewichtige Kinder. Und außerdem: Das Übergewicht kommt ja meist nicht ohne Grund.

Die wichtigsten Ursachen sind Bewegungsmangel und zu viel Zucker in der Ernährung. Und das begreifen schon die Kleinen als »Normalzustand«. Wie wir alle aus eigener Erfahrung wissen, ist über viele Jahre festgefahrenes Bewegungs- und Ernährungsverhalten sehr schwer zu ändern. Das beweisen zahlreiche erfolglose Diäten mit dem Ziel der Gewichtsreduktion und der hohe Anteil an Bewegungsmangel in der Bevölkerung. Der aktuelle Stand der Forschung ist sogar noch weiter. Übergewichtige Kinder riskieren ihre Gesundheit als Erwachsene. In einer Langzeitstudie an finnischen Kindern und Jugendlichen beobachtete man verschiedene Phasen der Entwicklung von Übergewicht. Diejenigen Personen, die schon als Kinder oder Jugendliche übergewichtig oder fettleibig waren und als junge Erwachsene ihr Übergewicht beibehielten, wiesen im Alter von unter 50 Jahren deutlich erhöhte Risikofaktoren für Herz-Kreislauf-Erkrankungen (zum Beispiel Bluthochdruck, erhöhte Blutfette) auf.

Was passiert normalerweise bei Kinderherzen in Bewegung? Hier passiert physiologisch sehr viel. Viele Organsysteme des Körpers spielen hier zusammen. Lernen passiert auf vielen Ebenen. So wird das Herz-Kreislauf-System zwischendurch kurz auf Hochleistung (viel Blut pro Zeit wird durch den Körper gepumpt) gebracht und kommt nach dem Sprint wieder koordiniert zur Ruhe. Der ganze Bewegungsapparat wird aktiviert und die vielfältigen Bewegungsabläufe werden probiert, wiederholt, verbessert und schließlich gelernt. Die Muskulatur wird in Form von Kraft, Ausdauer und Koordination trainiert. Auch der Herzmuskel wird durch die körperliche Belastung trainiert, die Ausdauer verbessert sich. Ausreichende Bewegung ist auch der wichtigste Schutz vor Übergewicht im Kindesalter. Es ist eine einfache Rechnung:

Wenn der Energieverbrauch durch Bewegung steigt, wird die überschüssige Energie nicht in Fettpolster umgewandelt. Das Gehirn ist als Koordinator im Einsatz und aktiviert. Es ist auch für die Kinderpsyche gut, wenn der Körper zwischendurch ausgepowert und erschöpft ist. Alle Eltern wissen, wie friedlich der Abend ist, wenn sich das Kind körperlich ausgetobt hat. Auch der Schlaf ist dann kein Thema mehr.

Dies zeigt uns die Wichtigkeit, schon im Kindesalter die Rate an Fettleibigkeit zu senken. Neben Ernährungstipps (wie unter anderem dem Vermeiden zuckerhaltiger Limonaden) spielt die Motivation zur Bewegung eine entscheidende Rolle. Und es gibt in dieser Studie auch gleich eine gute Nachricht: Diejenigen Personen, die in jungen Erwachsenenjahren ihr Körpergewicht wieder in den Normalbereich brachten, reduzierten die Risikofaktoren für Herz-Kreislauf-Erkrankungen deutlich. Somit zahlt sich der Schritt zur körperlichen Aktivität zu jedem Lebenszeitpunkt aus.[48]

Im Jahr 2007 wurde eine weitere hochinteressante Studie veröffentlicht. 250.000 dänische Schulkinder wurden über viele Jahre hinweg beobachtet und man kam zu einem alarmierenden Ergebnis: Kinder, die im Alter von 7 bis 13 Jahren übergewichtig waren, hatten als Erwachsene ein signifikant höheres Risiko für einen Herzinfarkt im Vergleich zu den normalgewichtigen Kindern. Ein konkretes Zahlenbeispiel macht das ganze deutlicher. Ein 13-jähriger Junge, der 11 Kilogramm Übergewicht hat, hat dadurch ein um ein Drittel (33%) höheres Risiko, einen Herzinfarkt vor dem Alter von 60 Jahren zu erleiden, als wenn er diese 11 Kilogramm weniger auf die Waage bringen würde.[49]

FIT TROTZ ÜBERGEWICHT?

Die körperliche Leistungsfähigkeit ist ein unabhängiger wichtiger Faktor für die Gesundheit und Langlebigkeit. In einer schwedischen Studie wurde über eine Million Männer im Alter von 16 bis 19 Jahren im Rahmen der militärischen Gesundenuntersuchung auf ihre körperliche Fitness getestet. Neben Tests der Muskelstärke wurden die jungen Männer auch auf einem Fahrradergometer an ihre Leistungsgrenzen gebracht. Diese Kohorte wurde über einen Zeitraum von durchschnittlich 28 Jahren nachverfolgt und es ergaben sich folgende wichtige Beobachtungen: Je höher die Fitness im Alter von rund 18 Jahren war, desto geringer war die Wahrscheinlichkeit, in den darauffolgenden drei Jahrzehnten an einer Herz-Kreislauf-Erkrankung zu leiden. Ein weiterer Risikofaktor für Herz-Kreislauf-Erkrankungen war das Vorhandensein von Übergewicht. So hatten fettleibige junge Männer (BMI > 30) ein doppeltes bis vierfaches Risiko für verschiedene kardiovaskuläre Erkrankungen im Vergleich zu normalgewichtigen jungen Männern. Aber es gibt eine erfreuliche Beobachtung: Übergewichtige Männer, die trotzdem körperlich fit waren, hatten ein signifikant geringeres Krankheitsrisiko als unfitte Übergewichtige. Somit gilt als Motivation: Selbst wenn Sie Ihr Übergewicht nicht so richtig in den Griff bekommen, bleiben Sie an Bewegung und sportlicher Aktivität dran! Sie tun Ihrer Gesundheit auf jeden Fall etwas Gutes.[50]

Heutzutage werden zahlreiche Aktivitäten vor einem Bildschirm durchgeführt. Dies ist auch für Kinder in verstärktem Ausmaß zutreffend. Die Zahlen aus dem Jahr 2014 sprechen für sich. In Österreich verbringen Kinder und Jugendliche täglich rund 2,2 Stunden vor Fernsehschirmen. Die 11- bis 15-Jährigen spielen täglich 1,9 Stunden auf Computer, Handy oder Spielkonsolen. Und Österreichs Jugendliche verbringen rund 2 Stunden täglich mit E-Mailen, Internetsurfen, Chatten oder Programmieren bzw. für Hausübungen.

Auch das ist ein gesamteuropäisches Phänomen. Das Problem ist: Viele (aber nicht alle!) Untersuchungen fanden einen Zusammenhang zwischen einem Mehr an Bildschirmzeit und einem Weniger an Bewegungsaktivität. Es ist in der Tat schwer, mit tollen audiovisuellen Medien, virtuellen Realitäten, spannenden Games und erfolgreichen Influencern im Netz zu konkurrieren.

Wie können wir für mehr Bewegung unserer Kinder sorgen? Einerseits können wir mehr institutionalisierte Bewegung etablieren. Das kann zum Beispiel mit einer täglichen Bewegungs- und Sportstunde für Schulkinder umgesetzt werden. Wobei der Spaß an Bewegung und nicht ein unnötiges Wettkampfdenken im Vordergrund stehen sollte. Die Wettkämpfer finden sich ohnehin in speziellen Sportvereinen wieder. Und wir dürfen nicht vergessen, dass Wettkampf nur eine kleine Minderheit der Bevölkerung zum Sport motiviert (vergleiche Kapitel 3). Die Mehrheit der Bevölkerung und somit auch der Schulkinder wird durch Wettkampfgehabe eher von der Bewegung abgehalten.

Die Rolle von Sportvereinen ist sicherlich auch für das Bewegungsverhalten von Kindern und Jugendlichen wichtig. Um aber den Großteil der Kinder zu motivieren, wären Bewegungsvereine wichtig, die nicht nur Wettkampf, sondern ganz einfach Freude an verschiedenen Bewegungsabläufen zum Inhalt haben.[51]

Ein wesentlicher Schritt, um der langen Bildschirmzeit zu begegnen, ist, diese zumindest durch Bewegungspausen zu unterbrechen. Hier können Sie als Eltern kreativ sein. Lassen Sie Ihre Kinder den Müll hinaustragen, zu Fuß eine Kleinigkeit im Supermarkt besorgen oder einfach mit Freunden raus zum Basketballplatz gehen. Sie werden sicher etwas Passendes für Ihre Kinder finden.

Es wird empfohlen, die sitzende Bildschirmzeit zumindest nach einer Stunde mit Bewegungspausen zu unterbrechen. Das ist auch für Erwachsene gut und man kann selbst auch das Sitzen (siehe Kapitel 2) unterbrechen. Sie finden in diesem Buch zahlreiche kleine Übungsvorschläge für das Wohnzimmer oder das Büro. Sie können kleine Übungen auch von Ihren Kindern einfordern.

Wir sind der Meinung, dass es gut ist, uns an bestimmte Gegebenheiten kreativ anzupassen. Wenn man den Kindern zu regelmäßiger Bewegung verhilft, ist es nicht mehr ganz so dramatisch, wenn sie zwischendurch mal wieder länger am Bildschirm sind. Das zeigt sich auch an folgender Untersuchung, die keinen signifikanten Zusammenhang zwischen mehr Bildschirmzeit und weniger Bewegung fand. So wurde bei einer Untersuchung deutscher Kinder im Alter von 6 bis 10 Jahren einerseits festgestellt, dass 70% der Kinder mehr als eine Stunde täglich vor dem Bildschirm (Computer, Fernseher, Spielkonsole) verbringen. In dieser Altersgruppe erreichten knapp zwei Drittel der Jungen (65,5%) und nur gut ein Drittel der Mädchen (38,5%) die empfohlene Bewegungsmenge von mindestens einer Stunde täglich. Es gab jedoch keinen signifikanten Zusammenhang zwischen dem Medienkonsum und der Bewegungsaktivität. Also ist es auch heutzutage möglich, für ausreichende Bewegung der Kinder zu sorgen.

Wir haben hier aber nur den Zusammenhang zwischen Bildschirmzeit und körperlicher Aktivität beleuchtet. Das Themenfeld ist viel breiter. Hier gibt es zahlreiche inhaltliche Debatten rund um Fernsehen, Gamen und Internet, die nicht Teil dieses Buches sind.[52]

Tipps:

- Bildschirmaktivität ist für Kinder heutzutage ein nicht zu leugnendes Faktum. Sorgen Sie als Eltern und Betreuer und Betreuerinnen für zahlreiche Bewegungspausen, um das Sitzen und Auf-der-Couch-Liegen zu unterbrechen.

- Seien Sie als Erwachsene selbst Vorbild und unternehmen Sie gemeinsam mit Ihren Kindern in der Freizeit ausreichend Bewegungsaktivitäten. Diese sind altersgerecht zu wählen und reichen vom Spielplatz über eine gemeinsame Wanderung oder Radfahrtour bis zum Schwimmtag oder dem Besuch von Motorikparks für ältere Kinder. Es muss nicht einmal ein ganzer Tag sein, ein paar Stunden sind schon ein guter Anfang! Wenn man selbst den ganzen Tag auf der Couch verbringt, kann man nicht glaubwürdig die Kinder zur Bewegung aktivieren.
- Wenn schon Bildschirm, dann in Bewegung: egal ob Playstation, Wii oder Xbox. Bewegungsspiele und Sportprogramme laden die Kinder zu Spiel und Spaß mit Bewegung ein, inklusive Lob vom virtuellen Fitnesstrainer. Das ist vor allem bei Schlechtwetter ein Spaß für die ganze Familie.

BEWEGUNG UND LERNEN

Bewegung ist in vielerlei Hinsicht wichtig für unser Gehirn. Einerseits wird so für eine gute Durchblutung und Sauerstoffversorgung dieses Organs gesorgt, andererseits sind zahlreiche Regionen in unserem Gehirn mit den Bewegungszentren verbunden und es kommt dadurch zu deren notwendiger Aktivierung. Für die Kinder wirkt sich Bewegung noch dazu positiv auf verschiedene Hirnleistungen und die Hirnstruktur mit den Verknüpfungen der Nervenzellen aus.

In einer interessanten Studie wurden über viereinhalbtausend britische 11-Jährige untersucht. Mittels Bewegungsmessern wurde das Bewegungsausmaß über den Zeitraum einer Woche erhoben. Es zeigte sich, dass die Burschen im Durchschnitt 29 Minuten täglich in der mittleren oder hohen Bewegungsstufe aktiv waren. Für die Mädchen betrug der Wert 18 Minuten. Das erste spannende Ergebnis war, dass Kinder mit höherem Bewegungsausmaß bessere Schulleistungen aufwiesen. Zweitens zeigte sich dieser positive Einfluss der Bewegung auch noch im Alter von 13 und 15 Jahren.

Diese Ergebnisse verdeutlichen die Wichtigkeit von Bewegung und Sport für Schulkinder. Bewegung unterstützt aber nicht nur das schulische Lernen, sondern sorgt auch für einen ausgeglicheneren Schulalltag. Vielleicht sollten wir einmal umdenken und nicht sofort jeden Bewegungsdrang der Kinder mit Disziplinierung abwürgen? Wir könnten sogar einen Schritt weitergehen. Eine tägliche Bewegungs- und Sportstunde sowie gezielte Bewegungspausen sind sicherlich zu begrüßen.[53]

Was passiert, wenn 7-jährige Schulkinder in der Mathematikstunde 15 Minuten bewegungsaktiv sind, anstatt 45 Minuten nur zu sitzen? Das erforschte eine Studie in Dänemark. Die Schulkinder hatten für die Dauer eines Schuljahres mit Bewegung angereicherte Mathestunden. Die Bewegungsformen waren durchaus auf das Rechnen abgestimmt. So wurden zum Beispiel Rechenaufgaben mit Seilsprüngen »beantwortet«. Das Ergebnis dieser innovativen Unterrichtsform war, dass sich die Kinder der Bewegungsstunden bei einem standardisierten Mathematiktest signifikant stärker verbesserten als Kinder in einer zufallsverteilten Kontrollgruppe mit Standardunterricht. Mit zusätzlichen Bewegungs- und Sportstunden konnten die Matheleistungen noch weiter verbessert werden.[54]

VERSTÄRKTE MEDIENNUTZUNG DURCH DIE CORONA-KRISE

Unser Leben wird immer smarter, vor allem die Corona-Krise hat die digitale Entwicklung enorm beschleunigt.

Kinder und Jugendliche mussten sich im Pandemiejahr 2020 Coronavirus-bedingt viel zu Hause beschäftigen. Die Hausübungen und das Lernen verlagerten sich aus dem Klassenzimmer online ins Kinderzimmer. Somit haben die Kinder tagsüber nicht einmal mehr die Wohnung verlassen, keinen Schulweg zurückgelegt, keine spontane Bewegung am Pausenhof gemacht. Auf den Spielplatz gehen, Freunde und Verwandte treffen war von einem Tag auf den anderen nicht mehr möglich. Aus diesem Grund ist in diesen Wochen auch die Zeit vor dem Bildschirm gestiegen, sowohl bei Kindern als auch durch das Homeoffice bei den Erwachsenen.

Die deutsche Medienplattform Ad Alliance untersuchte in einer Studie das Mediennutzungs-, Freizeit- und Konsumentenverhalten nach der Verschärfung der Maßnahmen zur Eindämmung der Corona-Pandemie.[55]

Die Medien-Studie fand ein stark verändertes Freizeitverhalten: Vor allem die Mediennutzung ist mit +50% stark gestiegen, aber auch das Aufräumen zu Hause (+42%) und die Telekommunikation mit anderen haben zugelegt. (Telefon und Nachrichten über das Smartphone senden/empfangen +40%). Das klassische TV positioniert sich dabei sehr prominent (+33%) mit seiner Doppelfunktion: Lieferant aktueller Informationen zu Corona, aber wie gewohnt auch Entertainer und Quelle für Positives. Webseiten-Portale und soziale Netzwerke wurden von 32% häufiger genutzt als sonst, vor allem, um Aktuelles zu Corona zu erfahren. Auch Kinder griffen vermehrt zu Medien, doch besonders Spiele spielen und kreative Aktivitäten haben stark zugenommen. Vor allem Computer-/Video-/App-Spiele und Streaming-Angebote wurden von Kindern wesentlich häufiger genutzt.

Experten vermuten, dass sich auch nach der Krise unser Mediennutzungsverhalten auf einem höheren Niveau einpendeln könnte. Viele Unternehmen werden ihren Mitarbeitern künftig das Arbeiten vom Homeoffice aus erleichtern oder ganz ermöglichen wollen. Schulen werden ebenfalls verstärkt auf ein digitales Lern- und Bildungsangebot setzen.

So könnte es kommen, dass nach der Pandemie von 2020/21 mehr Menschen mehr Zeit als bisher vor dem Bildschirm verbringen werden. Aus diesem Grund wird es immer wichtiger, sich auf die Chancen durch die digitale Entwicklung zu konzentrieren.

Die »digitalen Geister«, die wir riefen, werden wir voraussichtlich nicht mehr los. Entscheidend wird in Zukunft unser Umgang mit den elektronischen Medien werden. Eltern und Lehrer sollten die Kinder und Jugendlichen auf die damit verbundenen Herausforderungen möglichst gut vorbereiten und ihnen schon früh beibringen, mit diesen verantwortungsvoll umzugehen, sagt die Medienpädagogin Iren Schulz[56] und vergleicht den Medienkonsum mit dem klassischen Konsum von Süßigkeiten oder dem Verhalten der Kinder im Straßenverkehr.

Die Wissenschaftler und Wissenschaftlerinnen der OECD nennen das auch die Stärkung der »digitalen Resilienz«. Es geht nicht darum, Smartphones, Tablets und Bildschirme zu verbieten, sondern sie möglichst klug und professionell in unseren Alltag zu integrieren.

Claudia Lampert beschäftigt sich in ihrem Artikel »Ungenutztes Potential«[57] mit der steigenden Aufmerksamkeit für Gesundheits-Apps, speziell für Kinder und Jugendliche. Der Markt ist aktuell durch eine große Dynamik gekennzeichnet.

Apps werden in unterschiedlichen Stores angeboten, die auf verschiedenen Betriebssystemen basieren. Daneben gibt es weitere Stores, die Apps für spezielle Mobilfunkmarken anbieten. Bei vielen Smartphones sind Gesundheits-Apps bereits vorinstalliert. Die Sportwissenschaftlerinnen Viviane Scherenberg und Ursula Kramer[58] definieren Gesundheits-Apps als »mobile Anwendungen«, die zum Ziel haben, das körperliche, seelische und soziale Wohlbefinden positiv und nachhaltig auf Basis wissenschaftlicher Erkenntnisse zu beeinflussen«.

Eine Studie des IMS Institut für Health Care (IMS; USA)[59], ermittelte im Google-Play-Store und bei iTunes im September 2015 insgesamt 160.000 englischsprachige Gesundheits-Apps. Scherenberg und Kramer schätzen die Gesamtzahl an deutschen Gesundheits-Apps auf ca. 13.000. Für Kinder werden hier verschiedene Apps angeboten: von Gesundheit allgemein über Ernährung und Zähne bis hin zu Asthma und ADHS. Das Ergebnis wird maßgeblich von den Suchbegriffen und den Suchmaschinen beeinflusst. Die Anzahl der Angebote gibt keinen Aufschluss über Inhalt und Qualität der angebotenen Apps. In Zukunft werden vor allem jene Apps bei Kindern und Jugendlichen punkten, die neben Spielen und Unterhaltung auch ihr Kommunikationsverhalten berücksichtigen.

Es gibt aber auch positive Lerneffekte aus der Coronakrise. So werden wir hoffentlich einen intakten Naturraum für unsere Freizeitaktivitäten zu schätzen wissen. Erstens haben wir dann überall flächendeckend die Möglichkeit zu Naherholung, was insbesondere bei Reisebeschränkungen von Vorteil ist. Zweitens ist das Ansteckungsrisiko im Freien viel geringer als in geschlossenen Räumen. Die Nachteile einer drastischen Bewegungseinschränkung, wie sie beispielsweise unter »Lockdown«-Verhältnissen geherrscht hat, wirken sich nicht nur körperlich, sondern auch psychisch aus. Vielleicht denkt man in der Stadtplanung dadurch wieder vermehrt an Grünzonen, wo sich die Menschen die Füße vertreten können.

FACTBOX **HERZMUSKEL**

- Durch das *Fehlen der Alltagsbewegung* wie herumtoben, klettern, im Gruppenspiel herumlaufen etc. haben Kinder heutzutage einen Bewegungsmangel.
- Bewegungsmangel führt zu Übergewicht und legt die Basis für spätere Folgeerkrankungen wie Herz-Kreislauf-Erkrankungen und Zuckerkrankheit.
- Die stärkste Form von Bewegungsarmut wird in Form von Herumsitzen vor Bildschirmen, aber auch in der Schule praktiziert.
- Gegenmaßnahmen sind durch das Erhöhen von Bewegungsaktivität im Alltag möglich. Den täglichen Schulweg ohne Auto zu nehmen ist ein guter Start. Vom Spielplatz mit Motorikpark bis zur bewegten Schulpause gibt es viele andere Möglichkeiten.
- Für Kinder empfiehlt die WHO täglich *mindestens eine Stunde Bewegung.*
- Durch Bewegung nimmt die Muskelkraft zu, Knochen werden stärker (die maximal erreichbare Knochenmasse steigt), Haltungsschäden wird vorgebeugt, der Kreislauf wird trainiert und Hirnfunktionen werden aktiviert.
- Gesundheits-Apps können Kinder und Jugendliche dazu motivieren, sich mehr über ihre Gesundheit zu informieren, sich mehr zu bewegen, sich gesünder zu ernähren, besser Zähne zu putzen etc. Hier sollten Eltern allerdings den Inhalt und die Qualität der verwendeten Apps checken. Dazu gehören auch die damit verbundenen Datenschutzpraktiken.

5.

Herzraum – Bewegung geht immer!

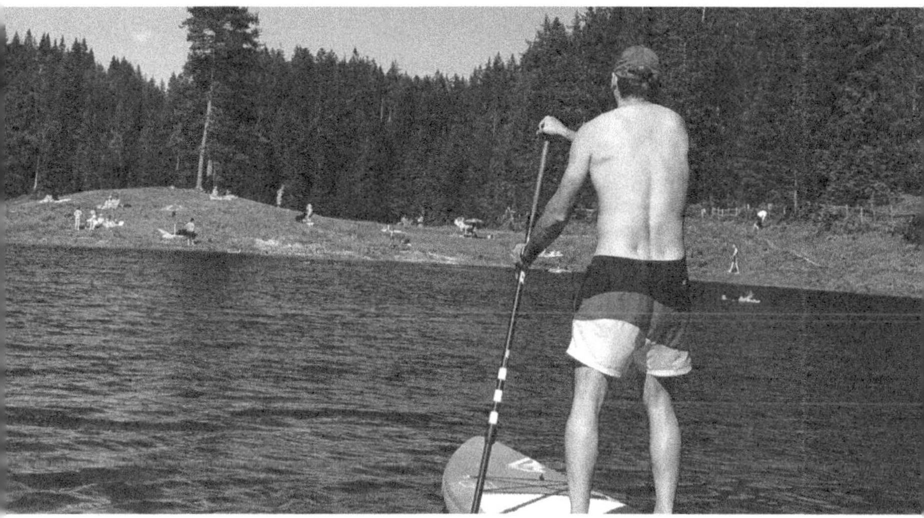

Einfach mal was Neues auszuprobieren kann uns in der Lebensmitte wieder in Bewegung bringen.

WIE BEWEGUNGSAKTIV SIND SIE?

Im Jahr 1958 wurde eine interessante britische Studie veröffentlicht: Bei der pathologischen Untersuchung der Herzen verstorbener Menschen fanden sich deutlich mehr Zeichen der koronaren Herzerkrankung bei Personen mit leichter körperlicher Aktivität im Beruf als bei solchen mit schwerer körperlicher beruflicher Aktivität.[60] Die koronare Herzerkrankung bezeichnet das Ausbilden einer Gefäßwandverkalkung, welche zu Verengungen oder Verschlüssen der Gefäße führen kann. Die betroffenen Herzkranzgefäße versorgen das Herz selbst mit Blut. Ein Gefäßverschluss führt zum Herzinfarkt.

Übrigens, Alarmzeichen, die jeder kennen sollte: Beim Herzinfarkt stirbt ein Teil des Herzmuskels ab, da er von der Blutversorgung (und damit von Nährstoffen und Sauerstoff) abgeschnitten wird. Die Zeichen eines Herzinfarktes sind anhaltender Schmerz im Brustkorb (manchmal auch ein Brennen), Engegefühl in der Brust, Übelkeit (eventuell auch Erbrechen), starkes Unwohlsein (»da stimmt etwas nicht«), Angstschweiß, Schmerzen, die vom Brustkorb in Arme oder Hals oder Bauch ausstrahlen. Hier handelt es sich um einen medizinischen Notfall, der entsprechend rasch medizinisch therapiert werden muss, um Folgeschäden zu minimieren.

Seit damals ist der Wissensstand zum Thema positive Auswirkungen der körperlichen Aktivität geradezu explodiert. Die Datenlage ist klar: Körperliche Aktivität, ob in der Freizeit oder beruflich ausgeführt, schützt vor zahlreichen Erkrankungen und führt zu höherer Lebenserwartung.

Machen Sie sich Ihr wöchentliches Bewegungsausmaß bewusst. Sie können zur Unterstützung auf einem Zettel notieren, wie viele Minuten pro Tag Sie sich im Alltag bewegen. Gehen Sie Ihren Arbeitsweg zu Fuß oder fahren Sie mit dem Rad? Machen Sie anstrengende Haus- oder Gartenarbeit? Gehen Sie regelmäßig zu Fuß? Betreiben Sie regelmäßig sportliche Freizeitaktivitäten? Erfüllen Sie das Bewegungsziel der Weltgesundheitsorganisation? Sie finden im Kapitel 1 umfangreiche Informationen dazu. Benützen Sie gezielt die Bewegungsmessung Ihres Smartphones! Schauen Sie sich die Messwerte an und überlegen Sie sich mit Hilfe dieses Buches, wo Sie Bewegungselemente einbauen können. Wenn Sie aktuell mehrheitlich körperlich inaktiv sind, können sie im Kapitel 2 Tipps zur schrittweisen Bewegungsaktivierung nachlesen. Dort finden Sie auch Informationen zur Verwendung der Schrittmessung.

Heutzutage spielt, zumindest in Deutschland, Österreich und der Schweiz, schwere berufliche körperliche Aktivität eine untergeordnete Rolle. So liegt der Anteil der Personen, die schwere körperliche Aktivität im Beruf ausführen, in Österreich deutlich unter 10% (in Wien mit 5% am niedrigsten, in Oberösterreich und Tirol mit 9% am höchsten).[61]

Auch Zahlen aus Deutschland sprechen für sich: So hat hier die Zahl der Büroarbeitsplätze in den Jahren 2006 bis 2016 um knapp 16% auf insgesamt 17,6 Millionen zugenommen.[62]

Eine Umfrage an 1106 deutschen Unternehmen durch Bitcom e.V. zeigte, dass bereits durchschnittlich jeder zweite Mitarbeiter an einem Computerarbeitsplatz arbeitet.[63]

In einer spannenden Studie wurden 50-jährige Männer über einen Zeitraum von 35 Jahren immer wieder untersucht. Es zeigte sich, dass diejenigen, die die meiste Zeit mit sitzender Tätigkeit verbrachten, eher vorzeitig starben als diejenigen, die angaben, oft zum Vergnügen zu gehen oder Rad zu fahren. Dann gab es noch die aktivste Gruppe: Sie waren mindestens 3 Stunden pro Woche mit Freizeitsport oder schwerer Gartenarbeit aktiv oder sie betrieben hartes körperliches Training beziehungsweise Wettkampfsport. Die Männer aus dieser hochaktiven Gruppe lebten noch länger als die aus den beiden anderen Gruppen. Vom Alterszeitpunkt 50 Jahre weggerechnet (von Geburt ab gerechnet wäre es noch mehr!) lebten sie 2,3 Jahre länger als die inaktiven Männer.

Das ist eine glasklare Erkenntnis und bedeutet speziell für die Altersgruppe der sogenannten erwerbsfähigen Bevölkerung (an der oben genannte Studie durchgeführt wurde): Bewegung verlängert Ihr Leben! Und noch etwas: Ein weiterer interessanter Punkt der zuvor genannten Studie war die Gruppe derjenigen Männer, die im Alter von 50 bis 60 Jahren vom inaktiven in den aktiven Zustand wechselten. Sie konnten ihre Lebenserwartung über einen (bewegungsaktiven) Zeitraum von 10 Jahren der durchgehend aktiven Gruppe annähern!

Das ist eine der zentralen Aussagen dieses Buches: *Es ist nie zu spät, mit Bewegung zu beginnen!* Sie haben in jedem Lebensalter einen gesundheitlichen Nutzen davon.[64]

Natürlich gelten die Bewegungsempfehlungen und deren gesundheitsfördernde Wirkung für Männer und Frauen. Dass Bewegung das Leben verlängert, ist eine Tatsache, die vielleicht nur wenige wissen. Aber was alle Menschen, die sich regelmäßig bewegen, bestätigen können, ist, dass sie sich durch sportliche Betätigung einfach besser fühlen. Apropos gesundheitsfördernde Wirkung der Bewegung im mittleren Lebensalter: Eine Studie an über 10.000 46-jährigen Personen aus Finnland fand einen eindeutigen Zusammenhang zwischen dem Ausmaß körperlicher Aktivität und einem besseren, subjektiv wahrgenommenen Gesundheitszustand.[65] Also seien Sie bewegungsaktiv und fühlen Sie sich gesünder!

Als junger Mensch gehörte für mich Bewegung einfach zum Alltag, zuerst in meiner Familie mit den Eltern und der Schwester, dann mit Freunden und Studienkollegen: Sportkurse an der Uni Innsbruck, Schifahren, Schwimmen, Wandern und Biken gehörten zu unserem Studentenalltag, wie auch das Ausgehen und das gemeinsame Feiern.

Ein bisschen schwieriger gestaltete sich der Sport mit dem Eintritt ins Berufsleben. Plötzlich gab es so etwas wie einen geregelten und zeitlich strukturierten Arbeitsalltag. Als neue, junge Mitarbeiterin zeigte ich in meinem ersten Job bei einem großen amerikanischen Unternehmen richtig Ehrgeiz. Von 9 bis 5 war etwas für Beamte, wir arbeiteten oft bis spät in die Nacht an Präsentationen, Kampagnen, Werbeauftritten etc. Da blieb einfach weniger Zeit für Bewegung. Ein bisschen Ausgleich fanden wir im unternehmensinternen Fitnesscenter, wo unsere Empfangsdame, eine ausgebildete Fitnesstrainerin, uns nach 20 Uhr noch zum Schwitzen brachte. Also verlagerte sich meine Bewegung mit dem Eintritt ins Berufsleben von 2- bis 3-mal wöchentlich auf das Wochenende. Das war kein richtiges Problem, solange ich allein lebte und nur für mich selbst verantwortlich war.

Als ich dann mit Ende 20 meinen Mann kennenlernte und mit ihm eine Familie gründete, erfuhr mein Leben auch in sportlicher Hinsicht einen richtigen Umbruch bzw. Einbruch. Plötzlich konnten wir nicht mehr am Wochenende unsere gemeinsamen Berg- und Schitouren machen, nein, wir mussten uns von einem Tag auf den anderen an unserer kleinen Tochter orientieren.

Um ehrlich zu sein, war das für mich eine Riesenumstellung. Die einzige Bewegung mit einem Baby unter der Woche waren die unzähligen Kilometer mit dem Kinderwagen, gemeinsam mit meiner besten Freundin. Wobei man die dabei zurückgelegte Strecke nicht unterschätzen darf: Dadurch, dass der Sohn meiner Freundin sehr unruhig war und wir uns praktisch nur im Gehen unterhalten konnten, gingen wir 2- bis 3-mal die Woche am Nachmittag mindestens 2 bis 3 Stunden spazieren. Damit hätten wir auf alle Fälle die WHO-Bewegungsempfehlungen mehr als erfüllt. Nach vier Monaten erreichte ich wieder mein Normalgewicht, das ich vor der Schwangerschaft hatte, und das alleine nur durch das Spazierengehen mit dem Kinderwagen!

Heute haben viele junge Eltern durch die technische Entwicklung ganz andere Möglichkeiten. Die Kinderwägen ähneln eher Sportgeräten mit eingebauten Kilometerzählern, Navigationsgeräten und Scheibenbremsen. Auch das E-Bike bietet den Eltern neue Perspektiven, sich zu bewegen und mit dem Nachwuchs die Gipfel zu erklimmen.

Schwieriger wird es in der Phase, in der die Kleinen plötzlich lieber selber laufen wollen, als chauffiert zu werden.

Mit steigendem Bewegungsradius der Kinder sinkt der der Eltern. Das zügige Berggehen mit dem Kind in der Rückentrage wird plötzlich mit dem Dreijährigen an der Hand zum Spaziergang im Schneckentempo. Der Spaß der Kinder an der Bewegung und der Stolz über die Entwicklungsschritte des Nachwuchses kompensieren für die meisten jungen Eltern in dieser Zeit den Mangel an sportlichen Aktivitäten. Trotzdem wird in dieser Entwicklungsphase der Kinder ein bewegter Alltag zur Herausforderung.

Sobald die Kinder aber durch die Vorbildwirkung der Eltern selbst auf den Geschmack kommen und Spaß an der Bewegung haben, steht einem »bewegten« Familienleben nichts mehr im Weg.

Eine meiner schwierigsten Lebensphasen in Sachen Sport und Bewegung war aber nicht das Kleinkindalter, sondern mein Wiedereinstieg ins Berufsleben nach der Kinderpause. Aufgerieben zwischen Teilzeitjob, Kochstress und Beschäftigung mit den Kindern am Nachmittag, fiel ich abends nach den Nachrichten (ich rede aber nicht von den Spätnachrichten, sondern der Zeit im Bild 1 um 19:30 Uhr) todmüde ins Bett. Sport kannte ich plötzlich nur mehr als Wort und als schemenhafte Erinnerung aus vergangenen Tagen. Was war das gleich noch? Wie soll frau sich nach solch kräftezehrenden Tagen noch zu Bewegung aufraffen? Oft musste ich, nachdem die Kinder im Bett waren, noch arbeiten. An Bewegung war somit unter der Woche nicht mehr zu denken. Meine Mutter nahm die Kinder zweimal am Nachmittag, damit ich ins Büro gehen konnte, somit wollte ich sie nicht auch noch am Wochenende fragen, ob sie auf die Enkel aufpasst.

An dieser Stelle ein guter Tipp für alle Eltern in dieser Situation: Gebt euch nicht nur gegenseitig freie Abende zur sportlichen Betätigung, sondern organisiert euch regelmäßig einen netten Baby-/Kindersitter, um auch gemeinsam sportlich aktiv zu sein. Wenn man diese schwierige Phase mit Mitte, Ende 30 gut meistert, bleibt man erfahrungsgemäß sportlich recht gut in Form.

Denn die Doppelbelastung zwischen Job, Mutter-/Elternrolle und Haushalt wirkt sich bei fehlender körperlicher Bewegung oft auf das Körpergewicht aus. Einige meiner Freundinnen, die nach der Geburt mit den Kilos kämpften, haben diesen Kampf genau in dieser Phase endgültig verloren. Um Job, Haushalt, Hausaufgaben und Ehemann zu managen, hilft oft nur der Griff zur Schokolade oder den Chips, vor dem Fernseher, versteht sich.

Hier ein paar Praxis-Tipps an Eltern in dieser Lebensphase des beruflichen Wiedereinstiegs mit Familie:

- Nehmt eure Partner in die Pflicht und fordert gegenseitig Unterstützung im Haushalt und bei der Kindererziehung. Wenn eine Fifty-fifty-Aufteilung nicht möglich ist, sollte man einen zufriedenstellenden Kompromiss finden: von der Organisation einer Haushaltshilfe bis zu einer Liste mit der Aufgabenteilung, wem welche Tätigkeiten leichter fallen.

- Schnappt euch einen Abend pro Woche die beste Freundin/den besten Freund und betreibt gemeinsam Sport. Wer allein Sport betreibt, ist anfälliger für den inneren Schweinehund. Gemeinsam motiviert man sich leichter!
- Organisiert eine Babysitterin oder die Großeltern und geht einmal die Woche gemeinsam laufen, walken oder zum Yoga.
- Entspannt im gleichen Ausmaß, wie ihr anspannt – Yoga kann hier Wunder wirken, speziell für Männer.
- Statt zur Fernbedienung zu greifen, schnappt euch euren Partner/eure Partnerin und geht oder lauft gemeinsam eine Runde ums Haus. Erzählt euch von den Sorgen und schönen Momenten des Tages und lasst sie dann aber »vor dem Haus«.

Meine Oma hat mir erzählt, dass die Bänke vor den alten Bauernhöfen nicht nur eine Sitzgelegenheit zum Ausruhen von der schweren Arbeit waren, sondern auch einen wichtigen psychologischen Effekt hatten:

Man hat seine Sorgen des Alltags noch einmal bewusst auf der Bank Revue passieren lassen und dann draußen vor dem Haus gelassen. Sollten Sie keine Bank vor dem Haus oder Ihrer Wohnung haben, dann stellen Sie sich eben eine vor. Bleiben Sie ein paar Minuten vor Ihrem Wohnungseingang stehen und stellen sich eine typische italienische Bank vor, daneben einen kleinen Zitronenbaum und einen Oleanderstrauch. Dann nehmen Sie auf dieser Bank innerlich Platz und laden Ihre Alltagssorgen dort bewusst ab. Anschließend gehen Sie ohne diesen »Rucksack« in die Wohnung oder ins Haus. Wenn Sie diese Übung gezielt täglich machen, fühlen Sie sich wohler und befreiter. Egal ob Sie von der Arbeit, vom Spaziergang oder Sport kommen.

EINE BEWEGTE LEBENSMITTE SORGT FÜR GESUNDHEIT IM ALTER

Wenn die Kinder entweder in die Phase kommen, in der sie selbstständig werden bzw. das Familiennest verlassen, beginnt für viele Paare ein neues Leben. Viele nutzen das für eine bewusste oder unbewusste Standortbestimmung in ihrem Leben:

- Wie organisieren wir den Alltag?
- Wie nutze ich die neu gewonnene Freiheit im Leben?
- Bin ich mit meinem Job noch zufrieden oder wollte ich schon lange etwas Neues anfangen bzw. mich beruflich verändern?
- Wie wollen wir die nächsten zwanzig oder dreißig Jahre gemeinsam verbringen? Welche Ziele wollen wir gemeinsam noch erreichen?

Nach der Matura (in Deutschland: Abitur) unserer älteren Tochter habe ich dann mit Bedauern zur Kenntnis genommen, dass sie möglichst schnell von zuhause ausziehen wollte. Nicht weil sie sich bei uns nicht wohlfühlte, sondern weil sie sich für ein Studium in Salzburg entschieden hatte.

Schweren Herzens, das muss ich ehrlicherweise zugeben, habe ich sie ziehen lassen. Nein, ich war nicht bereit dazu, aber wann ist man das als Mutter schon?

Meine Freundinnen, die meisten haben etwas jüngere Kinder, haben auf meinen Loslass-Schmerz unterschiedlich reagiert: die »Glucken« unter ihnen mit Verständnis, die »Genervten« eher mit: »Sei doch froh, jetzt musst du nur mehr für drei Personen kochen, waschen, bügeln etc.« Ich war trotzdem unendlich traurig, vor allem wenn ich das leere Zimmer betreten habe oder wenn abends keine vertrauten Musik- oder Fernsehgeräusche mehr zu hören waren. Warum erzähle ich das alles? Weil mir speziell in dieser Abnabelungsphase etwas sehr geholfen hat: mein geliebtes Yoga! Ich praktiziere jetzt sicher schon seit einigen Jahren regelmäßig Hatha- und Yin-Yoga. Begonnen habe ich damit in den Wechseljahren, aber speziell in dieser Phase der Neuorientierung hat es mir sehr geholfen, mich, meinen Körper und meine Bedürfnisse wieder besser zu spüren. Den eigenen Körper bewusst wahrzunehmen, ihn zu bewegen, zu dehnen, sich nur auf die Asanas (das sind die Yogaübungen) zu konzentrieren und die Welt und alle Probleme auszublenden war eine wertvolle Erfahrung für mich. Ich habe darüber hinaus das erste Mal in meinem Leben gelernt, richtig zu atmen. Mein Atem war bis dahin viel zu oberflächlich. Wenn ich Luft holte, dann immer nur bis zur Brust … mein Atem ging nie tiefer. Iris, unsere Yogalehrerin, lehrte uns die tiefe Bauchatmung. Zuerst wurde mir aufgrund der plötzlich verstärkten Sauerstoffversorgung meines Gehirns richtig schlecht davon! Jetzt kann ich das ganz locker: Ich atme in den Bauch, ziehe den Atem über meine Flanken in die Brust nach oben bis hin zur Nase … klingt kompliziert, ist es aber nicht. Ich liebe diese Atmung. Ich wende sie nicht permanent an. Wenn ich nervös oder gestresst bin, wird meine Atmung automatisch flacher. Wir praktizieren die tiefe Bauchatmung zu Beginn jeder unserer Yoga-Stunden, egal ob wir dann Hatha-Yoga, das ist die männliche, aktivierende Form, oder Yin-Yoga, die weibliche, entspannende Version, praktizieren.

Atmen bedeutet leben und es lebt sich einfach besser, wenn das Gehirn genügend Sauerstoff erhält. Die Konzentration ist danach unvergleichlich viel besser. Wenn ich an einem kniffligen Projekt arbeite und mir einfach nichts mehr einfällt, gehe ich entweder raus in die Natur oder ich mache meine Atemübungen. Und das Tolle ist – beides hilft immer!

YOGA AUF REZEPT

Am liebsten würde ich Yoga nicht nur empfehlen, sondern richtiggehend verordnen, wenn ich das könnte.

Männliche Freunde oder Kollegen reagieren auf das Wort Yoga sehr unterschiedlich. Wenn ich erzähle, dass Hatha-Yoga sehr anstrengend sein kann, dann ernte ich oft erstaunte und ungläubige Blicke. Für viele Männer ist Yoga per se weiblich. Ich weiß nicht, warum diese Auffassung bei uns in der westlichen Welt so weit verbreitet ist, da zum Beispiel in Indien die bekanntesten Yogis Männer sind.

Yogalehrerin Iris Schübl-Leitner bietet bewusst keine gemischten Kurse an, sondern trennt nach Geschlechtern, da Männer ihrer Erfahrung nach beim Yogatraining eine andere Art von Unterstützung benötigen. Egal welchen Sport Männer ausüben, ob Krafttraining, Laufen oder Biken, viele betreiben ihre Sportart oft zu einseitig, das heißt, es gibt keinen Ausgleich, keine Gegenbewegung. Beim Yoga ist man hingegen sehr um Balance bemüht, indem es zu jeder Übung bzw. jedem Bewegungsablauf eine ausgleichende Gegenhaltung gibt. Yoga hat darüber hinaus den großen Vorteil, dass es nicht nur um Kraft geht, sondern auch um Beweglichkeit und das Finden seiner eigenen Mitte. Die eigene Mitte in der Lebensmitte zu finden, würde allen guttun, speziell Männern, die den Fokus entweder privat oder beruflich zu einseitig setzen. Ich möchte hier nicht den Begriff Midlife-Crisis strapazieren, aber damit sind wir gedanklich beim richtigen Thema.

Yoga kann einen wunderbaren Ausgleich schaffen speziell für jene männlichen Kollegen, die sich in der Lebensmitte oft zu stark körperlich verausgaben, indem sie ständig ihre eigenen physischen Belastungsgrenzen überschreiten – egal ob sie mit 50 beginnen, Marathon zu laufen, oder immer extremere und höhere Gipfel erklimmen.

Bei allen extremen und einseitigen Belastungen können

sich bestimmte Muskelgruppen verkürzen. Speziell Yin-Yoga, auch Faszien-Yoga genannt, kann hier sehr wirksam gegensteuern. Faszien bilden ein feinmaschiges Geflecht, das alle Muskeln, Knochen, Organe usw. umhüllt und separiert. Das ist am Beispiel der Muskeln so zu verstehen, dass nicht nur die Muskeln als Ganzes in ein fasziales Netz verpackt sind, sondern jeder einzelne Muskelstrang und jede einzelne Muskelzelle. In der Medizin spricht man in den kleinräumigen, zellulären Bereichen vom sogenannten Bindegewebe. Ohne Faszien würden die Muskeln ihre Form, die Knochen ihren Halt und die Organe ihre Position verlieren. Somit kann man sich die Faszien als großes dehnbares Spinnennetz, das alle unsere Muskeln und Organe umfasst, vorstellen.

Dieses Fasziennetz wird vor allem durch Bewegungen wie Springen, Hüpfen und Dehnen aktiviert. Durch spezielles Faszien-Yoga wird der Körper nicht nur beweglicher, sondern die Dehnung sorgt für eine gute Durchblutung und beugt Verklebungen der Faszien, die dann Schmerzen verursachen, vor.

Yoga empfiehlt sich aber nicht nur für Personen, um Sport in der Lebensmitte als Ventil zu benutzen, es hilft auch all jenen, die am Höhepunkt ihrer beruflichen Karriere stehen und zum Gegenteil tendieren – zum Nicht-Bewegen! Menschen, die so viel arbeiten, dass sie sich mit nichts anderem beschäftigen können oder müssen, die 80 bis 100 Stunden pro Woche im Büro, in der Werkstatt, im OP-Saal, im Flugzeug oder in Meetings verbringen. Auch ich habe Kollegen und Freunde, die so einen Lebensstil praktizieren. Ihre Motivationen sind unterschiedlich (von Beziehungs-/Familienflucht bis hin zu persönlicher Sinnkrise …), was sie aber alle eint, ist ein unvorteilhafter Body-Mass-Index.

Um es weniger elegant auszudrücken, sie haben in allen Lebenslagen immer ihren personalisierten Schwimmreifen mit dabei, ob sie jetzt ins Wasser gehen oder nicht …

Diese »Apfel-Form«, wie sie in Gesundheitskreisen auch gerne genannt wird, trägt aber nachweislich zu einem erhöhten Herz-Kreislauf-Risiko bei. Zur mangelnden Bewegung durch eine größtenteils sitzende Tätigkeit kommt meist noch falsche Ernährung dazu. Homeoffice in Zeiten der Covid-19-Krise hat diesen Trend bei vielen verstärkt. Für die zusätzlichen Kilogramm auf der Waage gibt es schon Fachbegriffe wie »Corona-Speck« und »Corona-Schwimmreifen«.

Yoga ist für diese Zielgruppe speziell als Einstiegssportart nach einer längeren Bewegungspause sehr gut geeignet, da neben der Bewegung auch die Atmung und das Körperbewusstsein trainiert werden. So ungewohnt die Übungen anfangs auch sein mögen, bei regelmäßiger Anwendung spürt man die Auswirkungen auf Körper und Geist. Allein beim Sonnengruß werden alle wichtigen Hauptmuskelgruppen gedehnt und gestärkt und der Kreislauf aktiviert sowie der gesamte Körper aufgewärmt. Je nach Ausführungsgeschwindigkeit wirkt er vitalisierend oder beruhigend.

FACTBOX **YOGA**

- Durch Yoga wird der ganze Körper gedehnt und gestärkt.
- Es werden Muskeln, Sehnen und Faszien aktiviert.
- Die Wirbelsäule wird mobilisiert.
- Es kommt zu einer verbesserten Körperhaltung.
- Der Stoffwechsel wird aktiviert.
- Der Lymphfluss wird angeregt.
- Das Herz-Kreislauf-System wird gestärkt
- Yoga verbessert das Körperbewusstsein.
- Es dient als Ausgleich zu einseitigen Sportarten
- Es ist ein guter Einstiegssport nach einer längeren Bewegungspause.
- Es kann mit jedem Alter praktiziert werden.
- Es gibt aktivierende Übungen - beim Hatha-Yoga.
- Yin-Yoga dient eher der Entspannung, dem Runterkommen
- Der Sonnengruß als bekannteste Yoga-Übung aktiviert alle Muskeln und Sehnen im Körper und ist die ideale Aufwärmübung.
- Yoga lehrt die richtige Atmung - damit verbessert sich die Sauerstoffzufuhr des Gehirns.
- Yoga schafft Ausgleich und Balance.
- Yoga dient dem Stressabbau.
- Yoga verbessert die Schlafqualität.

Eine interessante Übersichtsarbeit fasste die Effekte von Yogaübungen aus mehreren Studien zusammen. So konnten durch Yoga Stress abgebaut und die Schlafqualität verbessert werden. Weiters reduzierten Yogaübungen Aggressions-

und Angstzustände. Es konnten sogar einzelne Elemente des Burnouts durch Yoga reduziert werden.66

ÄRZTLICHER GESUNDHEITSCHECK VOR SPORTBEGINN?

Generell gilt: Je länger (über Jahre hinweg) Sie schon keine sportliche Aktivität betrieben haben, desto eher sollten Sie zum Check. Vor allem wenn Sie schon an Übergewicht und anderen Folgen der Bewegungsarmut (vgl. metabolisches Syndrom) leiden, ist eine medizinische Untersuchung und ggf. Behandlung angezeigt. Hier ist einerseits die Belastbarkeit des Herz-Kreislauf-Systems ein Thema. Andererseits geht es auch um die adäquate mechanische Belastung des Bewegungsapparates, insbesondere der Gelenke.

- Ein weiterer Grundsatz ist: Je älter man ist, desto empfehlenswerter ist es, eine medizinische Untersuchung durchführen zu lassen. Zwischen 50 und 60 Jahren ist ein Gesundheitscheck sinnvoll, ab einem Alter von 60 Jahren auf jeden Fall anzuraten.
- Ein dritter Grundsatz ist: Je höher das geplante Ausmaß sportlicher Aktivität ist, desto eher empfiehlt sich ein ärztlicher Check. Für Bewegungsaktivitäten im leichten bis moderaten Bereich gibt es, wenn Sie dabei keine Beschwerden haben, grundsätzlich keine Gründe gegen die Bewegungsausübung.
- Der vierte Grundsatz lautet: Bei (eventuell schon bekannten) medizinischen Problemen sollte eine Steigerung der sportlichen Aktivität ärztlich begleitet werden. Hierzu können Sie selbst die Fragen modifiziert vom »Get active«-Fragebogen der Canadian Society for Exercise Physiology durchgehen. Wenn Sie eine der fol-

genden 6 Fragen mit »Ja« beantworten, sollten Sie einen ärztlichen Gesundheitscheck durchführen.

- Hatten Sie innerhalb der letzten 6 Monate Schwindel oder Benommenheit während körperlicher Aktivität?
- Hatten Sie innerhalb der letzten 6 Monate Atemnot in Ruhe und/oder Ohnmacht bzw. Bewusstseinsverlust?
- Hatten Sie innerhalb der letzten 6 Monate eine Gehirnerschütterung?
- Ist bei Ihnen eine Bluthochdruckerkrankung bekannt oder haben Sie in Ruhe schon einmal Blutdruckwerte von über 140/90 mm Hg gemessen?
- Ist bei Ihnen eine Herzerkrankung, Schlaganfall oder andere Krankheit (wie beispielsweise Zuckerkrankheit/ Diabetes mellitus, Tumorerkrankung, Osteoporose, Asthma) bekannt, die die Ausübung von sportlicher Aktivität beeinträchtigen könnte?
- Wurde Ihnen schon einmal von einem Arzt oder Angehörigen anderer Gesundheitsberufe gesagt, dass Sie Einschränkungen beim Sport haben?

- Der fünfte Grundsatz lautet: Bei akuter Erkrankung geben Sie Ihrem Körper Zeit, sich wieder zu erholen. Das gilt für den grippalen Infekt mit Fieber ebenso wie den akuten Schub einer chronischen Erkrankung wie beispielsweise eine akute Gelenksentzündung mit Schwellung eines Gelenks. Wenn Sie aufgrund einer bakteriellen Entzündung für einige Tage ein Antibiotikum einnehmen, sollten Sie auch im leichten Bewegungsaktivitätsbereich bleiben. Hören Sie auf Ihren Körper. Bei allgemeinem Krankheitsgefühl ist es besser, sich nicht zu einem ehrgeizigen Trainingsprogramm zu zwingen. Es gilt: Suchen Sie im Zweifelsfall Rat bei Ihrer Hausärztin/Ihrem Hausarzt.

WENIGER SITZEN, LÄNGER LEBEN

Wir haben bereits im 2. Kapitel dieses Buches über die krank machenden Effekte der Bewegungslosigkeit berichtet. Wir sind in der Lebensmitte häufig einer zusätzlichen Bewegungsarmut im Berufsalltag ausgesetzt.

In diesem Lebensabschnitt haben wir viele Herausforderungen unter einen Hut zu bringen: Die berufliche Karriere, unter Umständen nach einer langen Ausbildung oder einem Berufswechsel, läuft jetzt und braucht so richtig Zeit. Die eigene Familie, Lebenspartner und Kind/er bekommen den großen Anteil unserer Freizeit.

Wir müssen uns in der Freizeit auch einmal erholen. So kommt die körperliche Aktivität leicht zu kurz und wir verbringen einen großen Teil des Tages im Sitzen. Wie schädlich dieses Herumsitzen ist, zeigt eine australische Untersuchung an über 220.000 Menschen. Sie wurden gefragt, wie viel Zeit pro Tag sie im Sitzen verbringen. Innerhalb der Beobachtungszeit von nur 3 Jahren fand sich bereits eine signifikant höhere vorzeitige Sterblichkeitsrate bei denjenigen Personen, die mehr Zeit im Sitzen verbrachten.

Diese Studie zeigt uns auch, was wir effektiv für ein längeres Leben machen können: weniger als 8 Stunden pro Tag sitzen und uns gleichzeitig mindestens 150 Minuten pro Woche moderat bewegen.[67]

Bewegung zum Abbau von Stress im Beruf

Es gibt zahlreiche mögliche Stressoren am Arbeitsplatz. Die Liste reicht von Zeitdruck, Leistungs- und Konkurrenzdruck, Vorhandensein von Zeiträubern, die zu Unterbrechungen des Arbeitsflusses führen, fehlender Möglichkeit der Abgrenzung (Nein sagen können), zwischenmenschlichen Konflikten, fehlender Anerkennung bis zu fehlender

Selbstbestimmung. Wenn Sie dann noch auf dem Weg von und zur Arbeit im Stau stehen und die Arbeit in Form mobiler Kommunikation mit in die Freizeit nehmen, ist arbeitsbezogener Stress sogar in der Freizeit möglich. Die Globalisierung und befristete Arbeitsverhältnisse können das ihre dazu beitragen, dass sich der Körper nicht mehr ausreichend regeneriert. Dann hat man das Problem des Dauerstresses mit seinen krank machenden Folgen.

Wir haben schon in Kapitel 1 die generellen Auswirkungen von Stress auf Körper und Geist beleuchtet. Um dem komplexen Thema Stress im Job zu begegnen, sind unterschiedlichste Aktionen notwendig. Sie reichen von psychologischen, mentalen über soziale und rechtliche bis hin zu arbeitsmedizinischen Möglichkeiten. Dies ist nicht Thema dieses Buches. Die regelmäßige körperliche Aktivität kann jedoch ein maßgeblicher Baustein zum Stressabbau sein. Studien zeigen, dass Bewegungsübungen am Arbeitsplatz das mentale Wohlbefinden steigern können. Bewegungsübungen am Arbeitsplatz beugen auch wirksam Wirbelsäulenschmerzen vor.[68]

Nicht am Fließband, sondern am Laufband arbeiten!

Wir verbringen viel Zeit des Tages im Arbeitsleben und den Weg dorthin haben wir schon als aktive Bewegungsmöglichkeit kennengelernt. Wie sieht es aber im beruflichen Alltag selbst mit Bewegungsmöglichkeiten aus? Hier sind unterschiedlichste Maßnahmen möglich. Der Kreativität sind keine Grenzen gesetzt, wie die folgenden beiden Beispiele aus der medizinischen Fachliteratur zeigen.

Ein besonders innovatives Beispiel von Bewegung am Arbeitsplatz gab es im US-Bundesstaat Minnesota. Die Studienteilnehmer, Herzspezialistinnen und Herzspezialisten, die Herzultraschallbilder befunden, fanden, dass sie den ganzen Tag zu viel sitzen.

»Gerade Ärztinnen und Ärzte, die herzgesunden Lebensstil in der Bevölkerung bewerben, sollen selbst ein Beispiel geben.« So wurden Arbeitsplätze mit Laufbändern eingerichtet. Nun erfolgte die Arbeit im Gehen. Im Durchschnitt waren die Herzspezialisten mit 2,5 km/h für 110 Minuten am Laufband. Es konnte gezeigt werden, dass die Arbeit gleich gut »in Bewegung« erledigt wurde wie im Dauersitzen. Und jetzt kommt's: Die Ärztinnen und Ärzte mit Laufbandeinheiten berichteten über eine bessere Stimmung und ein höheres Energielevel sowie verbesserten Schlaf, weniger Stress und weniger Kreuzschmerzen als die Nur-Sitzer.[69]

Welche Komponenten können Sie am Arbeitsplatz anwenden, um die weitverbreitete Bluthochdruckerkrankung zu behandeln? Dieser Frage ging eine chinesische Studie auf den Grund.

In der »Behandlungsgruppe« erfolgte eine Kombination aus medizinischen und anderen gesundheitsfördernden Maßnahmen. Neben regelmäßigen ärztlichen Visiten in einem kommunalen Gesundheitszentrum gab es folgende ganzheitliche Ansätze: Die Arbeitsplätze wurden modifiziert, um sitzende Tätigkeit zu reduzieren. Es wurden Bewegungspausen eingeführt und die dafür notwendige Infrastruktur beispielsweise in Form von Schaffung eines Walking-Pfades geschaffen. Es wurden monatliche Einheiten zur Stressbewältigung angeboten wie beispielsweise Meditation und Tai-Chi. Außerdem wurden Kurse zur Lebensstiländerung angeboten. Diese umfassten neben gesunder Ernährung (welche dann auch in der Kantine vom Arbeitgeber angeboten wurde!) auch die Raucherentwöhnung. Der Erfolg nach 2 Jahren Laufzeit war überzeugend: Arbeiter und Angestellte in der gesundheitsfördernden Gruppe hatten deutlich bessere Blutdruckwerte als die Personen der Vergleichsgruppe. Dieses Beispiel zeigt uns, wie vielschichtig das Gesundheitsthema ist. Aber Bewegung spielt immer eine zentrale Rolle![70]

Kleine Bewegungsaktivitäten am Arbeitsplatz einzubauen schafft eine Win-win-Situation für alle Beteiligten. Denn wer sich besser und gesünder fühlt, arbeitet effizienter. So können Sie bei sitzender Schreibtischtätigkeit zwischendurch folgende Büroübungen ausprobieren.

- Zehenspitzenstand: Stehen Sie auf und stellen Sie sich mit geschlossenen Beinen vor den Schreibtisch. Stützen Sie sich mit der Hand am Schreibtisch ab. Stellen Sie sich langsam so weit auf die Zehenspitzen, wie es für Sie sicher möglich ist. Bleiben Sie 10 Sekunden in dieser Position und bringen Sie die Fersen dann wieder auf den Boden. Wiederholen sie die Übung 10-mal. Wenn Sie keine passenden Schuhe anhaben, machen Sie die Übung mit ausgezogenen Schuhen. Neben dem Bewegungseffekt ist diese Übung auch gut zur Vorbeugung gegen Krampfadern.
- Äpfel pflücken: Stehen Sie auf. Greifen Sie abwechselnd mit der linken, dann mit der rechten Hand senkrecht nach oben. Strecken Sie sich gut durch, spreizen Sie die Finger zuerst und schließen Sie sie dann zur Faust. Die Bewegung ist so, als würden Sie Äpfel pflücken. Pflücken Sie mit jeder Hand 10 Äpfel.
- Klassische Kniebeuge: Die Beine stehen fest am Boden. Falls Ihr Schuhwerk nicht geeignet ist, ziehen Sie die Schuhe aus. Der Rücken ist gerade. Korrekt ausgeführt werden Hüfte und Po so weit gesenkt, bis die Oberschenkel parallel zum Boden sind. Die Arme können entweder durchgehend nach vorne gestreckt bleiben oder mit der Abwärtsbewegung der Hüfte gleichzeitig nach vorne gestreckt werden und beim Hochgehen der Hüfte wieder nach unten gehen. Diese Übung aktiviert viele Muskeln. Sie ist anstrengend, aber aktiviert den Kreislauf enorm.

Langsam, durchschnittlich oder schnell?«

Die Frage »Wie würden Sie Ihre übliche Gehgeschwindigkeit beschreiben?« wurde Studienteilnehmern einer großen britischen Studie gestellt. Es zeigte sich, dass die Langsam-Geher eher frühzeitig starben als die mittelschnell Gehenden. Sie können also durch etwas mehr Tempo beim alltäglichen Gehen Ihr Leben verlängern!

Dieser Umstand ist ganz einfach erklärbar. Sie haben in Kapitel 1 die Bewegungs-Aktivitätsstufen kennengelernt. Bei gemütlichem Spazierengehen in der Ebene sind Sie in der leichten Stufe aktiv. Sobald Sie Ihr Gehtempo jedoch auf 5 km/h steigern, kommen Sie in den moderaten Bereich. In diesem Bereich können Sie bereits Ihre 150 Minuten pro Woche für die Gesundheitsförderung sehr einfach sammeln.[71]

Zu Fuß neue Städte und Orte erkunden

Neulich war ich wieder einmal auf einer Fachtagung. Ich reiste mit dem Zug an und feilte währenddessen noch meinen Vortrag aus. Dann wurde mir bewusst, dass ich an diesem Tag fast keine Bewegung machen würde.

Viele Stunden im Sitzen verbracht, lediglich unterbrochen von einigen Stehpausen. Ursprünglich wollte ich mit dem Taxi zum Kongressort fahren, doch dann dachte ich an die Tipps in diesem Buch. So suchte ich in der Karten-App meines Smartphones nach dem Kongressort. Ich stellte fest, dass ich in 18 Gehminuten vom Bahnhof beim Kongresszentrum sein würde. Somit hatte ich einen netten Spaziergang durch das Stadtzentrum (leichte Bewegungsaktivität!) und fühlte mich am Kongressort richtig erfrischt und munter. Nach der Tagung ging ich wieder zu Fuß zum Bahnhof. Eine willkommene Bewegungsaktivität an einem ansonsten bewegungsarmen Tag! Probieren Sie es aus. Lassen Sie sich den Weg von Ihrem Standort zum Ziel im Modus »zu Fuß gehen« anzeigen. Sie werden sehen, wie überraschend schnell Sie bewegungsaktiv ans Ziel gelangen. Nebenbei sehen Sie so viel mehr neue Aspekte von den Städten oder Orten, an denen Sie sich aufhalten.

Wir möchten empfehlen, jegliche Bewegungsform, die Ihnen zusagt, auszuüben. Es soll Ihnen Spaß machen und Ihnen liegen. Die Bewegung muss zu Ihnen und Ihrem Umfeld passen. So kann nicht jeder vor der Haustür im Meer surfen, im See schwimmen oder auf Bergtour gehen. Und das macht auch nichts, wie uns wissenschaftliche Untersuchungen zeigen.

Eine niederländische Studie an über 55-jährigen Personen bewies, dass Bewegungsaktivität in verschiedensten Bewegungsformen wie Gehen, Radfahren, Schwimmen, Eislaufen, Fußballspielen oder Badminton, aber auch Gartenarbeit und Hausarbeit zu einem längeren Leben führt.[72]

FACTBOX **HERZ-ALLTAG**

- In der Lebensmitte kann körperliche Aktivität schnell zu kurz kommen. Bauen Sie Bewegungselemente in Ihren beruflichen Alltag ein.
- Für körperliche Bewegung ist es nie zu spät, auch mit 50 oder 60-plus profitieren Mann und Frau in Form von mehr gesunden Lebensjahren.
- Kinder und Stress im Job gehen oftmals auf Kosten unserer sportlichen Freizeitaktivitäten. Gerade dann verschafft Bewegung aber einen notwendigen körperlichen und geistigen Ausgleich
- Machen Sie sich Ihren wöchentlichen Bewegungsumfang bewusst. Nützen Sie die Bewegungsmessung Ihres Smartphones.
- Sie profitieren von der körperlichen Aktivität, auch wenn Sie bis zur Lebensmitte eher inaktiv waren. Es ist nie zu spät für die gesundheitsfördernden Wirkungen der Bewegung!
- Gerade in der Lebensmitte macht Sport mit der besten Freundin/dem besten Freund oft mehr Spaß als allein!
- Yoga ist der Geheimtipp für die Lebensmitte und sorgt für Beweglichkeit und Entspannung gleichermaßen. Yoga ist für Frauen und Männer geeignet!
- Nutzen Sie den Arbeitsweg und kurze Bewegungspausen, um körperliche Aktivität in Ihr Berufsleben zu bringen.

6.

Herz-Kreislaufprobleme: »Diagnose« Wechseljahre

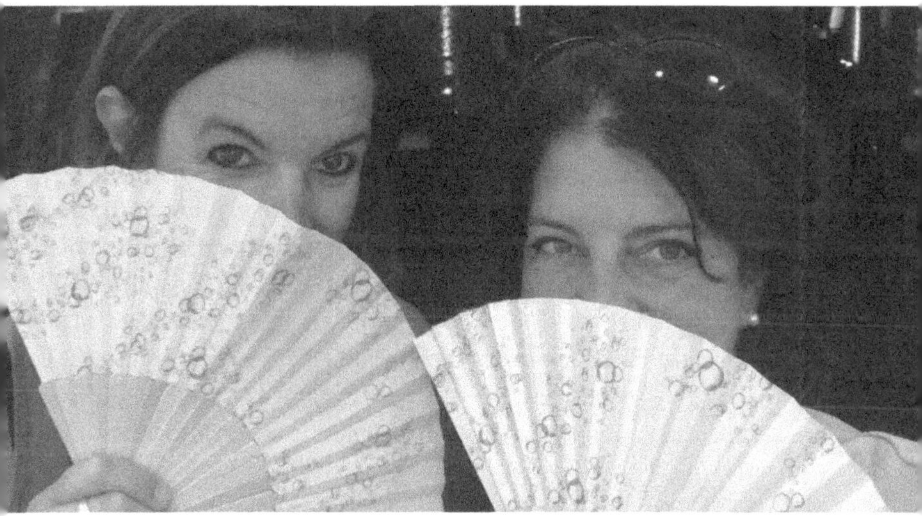

SCHWITZEN SIE SCHON ODER ÖSTROGENEN SIE NOCH?

Dieses Jahr schenkte ich einer meiner besten Freundinnen zum runden Geburtstag einen einwöchigen Sprachkurs in Italien. Sie ist nur ein paar Monate jünger als ich, wirkt für mich aber um Jahre jünger. Sie ist attraktiv, sportlich, schlank und kommt als aktive und erfolgreiche Single-Frau bei Männern sehr gut an.

Am ersten Abend im Restaurant überraschte sie mich, als sie plötzlich einen Fächer aus der Tasche riss, wild damit vor ihrem Gesicht herumwedelte und trocken meinte: »Bei mir ist es jetzt leider auch so weit!« Dann lagen wir beide am Abend mit unseren Fächern in den Betten und lachten uns über unsere Hitzewallungen gemeinsam schief.

Als ich mit Mitte 40 die ersten Anzeichen verspürte, fand ich diese alles andere als lustig. Zu Beginn konnte ich die Symptome nicht wirklich einordnen: Ich fühlte mich einfach müde, erschöpft, war sehr leicht reizbar und ich wachte in der Nacht öfter auf, weil mir zu heiß war. Leider bemerkte ich auch, dass sich ohne eine Änderung meines Lebensstils eine unhübsche Rolle um meinen Bauch bildete. Ich habe aber nicht mehr als sonst gegessen und mich auch nicht weniger bewegt: Ich betrieb 2- bis 3-mal pro Woche Sport, trotzdem spannten meine Hosen und die Waage zeigte mir (plötzlich) fünf Kilogramm mehr. Zudem hatte ich, zum Leidwesen meines Mannes, keine Lust mehr auf Sex. Beim Arbeiten konnte ich mich schlecht konzentrieren, meine Haut war trocken und spannte, ich litt immer mehr unter nächtlichen Hitzewallungen und Herzrasen beziehungsweise Herzklopfen.

Plötzlich fühlte ich mich unangenehm älter als früher und beschloss, meine Gynäkologin aufzusuchen, da ich das Gefühl hatte, mit meinen Hormonen sei etwas nicht in Ordnung. Nachdem sie das Ergebnis meines Hormonstatus analysiert hatte, begann sie mit der guten Nachricht: »Sie müssen ab jetzt nicht mehr verhüten!« Das saß: Ich bin mit 44 Jahren früh in die Wechseljahre gekommen, stressbedingt, wie sie mir erklärte – meine Eierstöcke verweigerten ihren Dienst, es war aus mit meiner Fruchtbarkeit.

Nicht dass ich noch ein Kind wollte, um Gottes willen, ich war froh, dass ich meine beiden Teenager unter Kontrolle hatte, aber der gefühlte plötzliche Verlust meiner Weiblichkeit war ein Schock, den ich erst einmal verdauen musste.

Meine Gynäkologin wies mich auch noch auf einen anderen Zusammenhang hin, der nicht direkt mit meinen »spürbaren« Symptomen zu tun hatte:

Weibliche Hormone schützen nicht nur die Eierstöcke, sondern auch das Herz. Viele Studien (vor allem die langjährige Beobachtung in Framingham, einer unter Kardiologen bekannten Kleinstadt bei Boston) zeigen die eindeutige Beziehung zwischen den Wechseljahren und kardiovaskulären Erkrankungen. Das Risiko von koronaren Herzerkrankungen bei Frauen nach Einsetzen der Menopause ist 2,7-mal höher als bei Frauen im gleichen Alter, die noch nicht in den Wechseljahren sind.[73]

Die französische Gynäkologin Dr. Evelyne Majer Julian benennt die Risikofaktoren für Gefäßerkrankungen vor allem durch eine Veränderung in der Zusammensetzung der Blutfette, ausgelöst durch die fehlenden Hormone. In der Menopause steigt nicht nur der Gesamtcholesterinwert, sondern es erhöht sich auch der LDL-Wert (das sogenannte »böse« Cholesterin), während sich der HDL-Wert (»Hab-dich-lieb-Cholesterin«) vermindert. Sie stellte in ihrer langjährigen Erfahrung fest, dass in Familien mit gehäuftem Bluthochdruck sich bei Frauen innerhalb weniger Monate nach der Menopause der Blutdruck eindeutig und dauerhaft erhöht.

Mit der »Diagnose« Wechseljahre versuchte ich, mich in der medizinischen Literatur schlauzumachen, doch hier herrscht auf den ersten Blick ein Begriffswirrwarr: Wechseljahre, Klimakterium, Menopause – ist das alles ein und dasselbe und was heißt das?

- Wechseljahre: Darunter versteht man die Jahre, in denen die Regelblutung zunehmend unregelmäßiger wird bis hin zur letzten Blutung. Dieser Prozess kann sich über 10 bis 20 Jahre erstrecken.
- Klimakterium: In der Fachsprache werden die Wechseljahre Klimakterium genannt, ein Begriff aus dem Griechischen, der so viel wie Leitersprosse oder Stufe bedeutet. Es ist somit für Frauen zwischen dem 40. und dem 60. Lebensjahr an der Zeit, auf ihrer Lebensleiter eine Stufe höher zu steigen, zu mehr Lebenserfahrung und Weisheit.
- Menopause: Damit wird das endgültige Ausbleiben der Periodenblutung beschrieben. Im Durchschnitt tritt sie im Alter von 52 Jahren ein. Bleibt sie vor dem 40. Lebensjahr aus, spricht man von vorzeitiger Menopause. Als zu spät gilt sie, wenn sie nach dem 55. Lebensjahr einsetzt.[74]

Eine Heilpraktiker-Kollegin hat mir einmal einen guten Vergleich erzählt: »Die weiblichen Hormone kannst du dir vorstellen wie die Musiker in einem Orchester. Jedes Instrument im Orchester hat seine Funktion und wird dabei von unserem Gehirn, hier speziell von der Hirnanhangsdrüse (Hypophyse) dirigiert!«

Im Laufe des weiblichen Lebens kommt es zu verschiedenen Konzerten, beginnend mit der ersten Menstruation über eine Schwangerschaft bis hin zu den Wechseljahren. Bei allen diesen hormonellen Umbrüchen muss sich das Orchester neu aufeinander einstimmen, um harmonisch zu klingen.

In den Wechseljahren kann es zu hör- und spürbaren Dissonanzen kommen. Zuerst spielt das Östrogen kurzfristig lauter als das Progesteron, es kommt zu stärkeren Blutungen, Brustspannungen und Wassereinlagerungen. Mit fortschreitenden Wechseljahren spielt das Östrogen im Vergleich zu anderen Hormon-Instrumenten immer leiser. Die spannende Brust wird von Hitzewallungen und Stimmungsschwankungen abgelöst.

Das Östrogen spielt, bis man es kaum mehr hört, sprich, bis die Eizellen in den Eierstöcken aufgebraucht sind. Spätestens dann stellt die Gebärmutter die Menstruationsblutung ein. Die Eierstöcke hören aber nicht ganz auf, Östrogen zu bilden. Zusätzlich entsteht im weiblichen Fettgewebe wie zum Beispiel dem Bauch das Östron, ein chemischer Verwandter des Östrogens, daher sollten Frauen in den Wechseljahren ihre kleine Bauchrille liebevoll betrachten. Bekämpfen sollten sie diese nur mit Bewegung und Ernährung, auf keinen Fall mit einer plastischen Operation, das könnte die Symptome der Wechseljahre drastisch verstärken, da mit der Fettabsaugung auch plötzlich die kleine Östron-Produktion entfernt wird.

Während das Östrogen immer leiser wird, spielt dafür das Testosteron, das männliche Geschlechtshormon, in unserem Orchester immer lauter. Dieses wird nicht nur im männlichen Körper, sondern auch in den Eierstöcken gebildet. Die lauten Töne stellen viele Frauen in Form eines verstärkten Haarwuchses an der Oberlippe, am Kinn und am Hals fest. Frauen werden sozusagen im Laufe der Wechseljahre etwas »männlicher«.

Julia Onken, die bekannte Schweizer Psychotherapeutin, nahm ihr erstes Borstenhaar am Kinn zum Anlass, über den tieferen Sinn der Wechseljahre nachzudenken, und schrieb 1986 den Wechseljahre-Klassiker »Feuerzeichenfrau«[75] (Julia Onken, Ein Bericht über die Wechseljahre, Beck), der zum internationalen Bestseller wurde. Dieses Buch kann ich uneingeschränkt allen Frauen vor, in und nach den Wechseljahren empfehlen, es ist ein zeitloser, humorvoller, aber auch tiefgründiger Ratgeber für diese Jahre des Umbruchs.

»Menopause ist keine Krankheit, sondern ein Teil des normalen Alterungsprozesses, der per se keiner therapeutischen Intervention bedarf«, stellten Experten der Weltgesundheitsorganisation im Jahre 1981 fest. Das bedeutet aber nicht, dass Frauen sich Symptome und Beschwerden nur einbilden: Ca. ein Drittel der Frauen hat in den Wechseljahren überhaupt keine Beschwerden, ein Drittel bemerkt verschiedene Anzeichen und ein weiteres Drittel leidet unter den Symptomen so sehr, dass es ihre Lebensqualität einschränkt.

ES FLIEGT, ES FLIEGT DIE HITZE – VON DER MUTTER ZUR TOCHTER

Meine Großmutter schwitzte bis 85 Jahre, meine Mutter ist jetzt 72 Jahre und schwitzt immer noch. Ich bin 52 Jahre und schwitze seit 6 Jahren. So die kurze Bestandsaufnahme meiner Familie als »genetische Wechselschwitzerinnen«. Als Heilpraktikerin weiß ich, dass die Veranlagung zu Hitzewallungen erblich weitergegeben wird. Diese These vertritt auch Dr. med. Ingeborg Lakinger-Karger:[76] »Wenn Sie wissen, wann es bei Ihrer Mutter so weit war, haben Sie einen guten Anhaltspunkt dafür, wann Ihre Wechseljahre beginnen könnten. Untersuchungen haben nämlich ergeben, dass der Zeitpunkt genetisch bedingt ist: Die letzte Regel stimmt bei Mutter und Tochter zu 70 bis 87% überein.«

Wie wir mit diesem Erbe umgehen, ist eine sehr persönliche Entscheidung und es gibt Tipps und Tricks aus der Naturheilkunde, die mir persönlich geholfen haben, mit den Symptomen gut umgehen zu können bzw. diese inzwischen sogar positiv zu sehen.

Je nach Studie und Kultur geben 15 bis 80% der Frauen an, in der Menopause an plötzlichen Hitzewallungen zu leiden. Manche werden dabei von Schwindelgefühlen, Herzrasen oder Panikattacken begleitet. Doch nicht immer leiden alle Frauen unter diesen Hitzewallungen und Schweißausbrüchen gleich stark:

Gabi F., 49 Jahre, fester Körperbau, ein paar Kilogramm zu viel um die Hüfte: »Mir ist generell immer schon eher warm gewesen. Aber seit ich im Wechsel bin, ist es oft nicht auszuhalten. Ich merke eine Hitzewelle schon kurz vorher, mein Herz beginnt immer stärker zu klopfen, wenn es rast, kommt sie. Wie man sich eine Riesenwelle eben vorstellt. Sie steigt von unten nach oben, wie eine Flamme, die in mir angezündet wird. Ich kann mich überhaupt nicht wehren, der Schweißausbruch ist so heftig, dass ich mir sofort die Kleider vom Leib reißen muss, das Fenster öffne und mir Luft zufächle. Am unangenehmsten ist so eine Hitzewelle während einer beruflichen Besprechung. Ich kann sie einfach nicht verstecken, die Röte steigt mir ins Gesicht, auf Oberlippe und Stirn stehen die Schweißperlen. Danach friere und fröstle ich, bin durchgeschwitzt und fühle mich sehr unwohl. In der kühleren Jahreszeit habe ich Angst, mich durch diese Hitzewellen richtig zu verkühlen!«

Rosa G., 56 Jahre, sehr schlank, zart: »Seit ich denken kann, ist mir zu kalt. Schon in der Schule musste ich immer zwei Pullover übereinander anziehen und kam dann gerade auf Temperatur. Meine Füße und Hände sind ab der kühleren Jahreszeit eiskalt, und ich kann abends nur mit dicken Wollsocken einschlafen. Mit Ende 40 bemerkte ich plötzlich, dass ich nicht mehr so extrem friere. Es fühlte sich so an, als hätte jemand meine innere Heizung eingeschalten. Als meine Menses immer unregelmäßiger wurde und schließlich ausblieb, hatte ich meine ersten Hitzewallungen. Es war sehr ungewohnt für mich, im T-Shirt und ohne Socken herumzulaufen, aber ich fühlte mich plötzlich warm und lebendig. Meine Füße waren warm, ich konnte sogar im Winter Dekolleté zeigen.«

Julia Onken interpretiert Hitzewallungen als ein Zeichen frei werdender Energie und gibt Frauen den Tipp, sich zu fragen: »Wofür brenne ich im Leben?« »Was möchte ich noch erleben in dieser neuen Lebensphase, wenn die Kinder schon groß oder aus dem Haus sind?«

»Lass dich in Wallung bringen, lass die alten Gedanken und Vorstellen herumwirbeln, und wenn die Wallung vorbei ist, dann räume alles wieder ein und untersuche, von welchen Gedanken und Vorstellungen du dich verabschieden möchtest. Die Zeit der Wechseljahre ist die geeignete Zeit, alte übernommene Wertvorstellungen gegen Neues, Eigenes auszuwechseln.«[77]

Meist besucht die Hitzewallung uns Frauen vor allem in der sogenannten Prä-Menopause nicht allein, das heißt, sie nimmt noch ein paar Freunde mit. Gerne im Schlepp sind Schlaflosigkeit, Schwindel, Brustspannung, Zyklusschwankung und Gewichtszunahme.

Da ein Großteil der Frauen ab ca. 44 bis 54 Jahren in diese Lebensphase eintritt und in diesem Alter häufig der Mehrfachbelastung mit Kindern, Job, Partner und Haushalt ausgesetzt ist, kommen auch oft psychische Symptome hinzu. Dazu zählen Reizbarkeit, depressive Verstimmung, Ängstlichkeit, innere Unruhe bis hin zu Leistungs- und Konzentrationsproblemen. Viele Frauen wissen zu dem Zeitpunkt oft nicht, dass sie sich schon in der Vor-Menopause befinden, da sie ihre Menses immer noch mehr oder weniger regelmäßig haben, und machen sich ihre Gedanken über Symptome und Gemütszustand.

Monika T., 45 Jahre, bringt es auf den Punkt: »Ich hatte zuerst keine Ahnung, was mit mir los war. Meine zwei größeren Kinder pubertierten vor sich hin und mein Nachzügler war mehr als nur anstrengend … auch mein Mann ging mir zunehmend auf die Nerven und ich hatte keine Lust auf Sex. Mit dem Haushalt fühlte ich mich häufig im Stich gelassen mit all den Wäsche-, Bügel- und Geschirrbergen, die ein

5-Personen-Haushalt mit Katze so mit sich bringt. Ich hatte das Gefühl, immer hinter mir selbst herzurennen.

Dazu kam auch der verstärkte Stress im Job: Ich bekam einen neuen Vorgesetzten, der viel forderte, und gleichzeitig konnte ich mich nicht mehr richtig konzentrieren. Auf Kritik reagierte ich ungewohnt gereizt, mein Mann nahm auch das Wort Furie in den Mund. Immer öfter musste ich aus Zeitgründen meine geliebten Yoga- und Pilates-Stunden im Fitnesscenter absagen. Zu sportlichen Aktivitäten konnte ich mich am Wochenende nicht mehr aufraffen, da war ich einfach zu erschöpft und ausgelaugt. In der Nacht schlief ich schlecht und schwitzte oft so, dass ich mich umziehen musste …«

Erst ein Besuch bei einer Frauenärztin und Homöopathin verschaffte ihr Klarheit und die Einzelsymptome ergaben plötzlich ein vollständiges Bild. So wie Monika geht es vielen Frauen. Erschwerend kann noch die Verwendung der sogenannten Hormonspirale dazukommen. Diese sehr sichere Verhütungsmethode wird von Frauen gerne nach dem Ende der Familienplanung gewählt. Durch das nach ca. drei bis sechs Monaten völlige Ausbleiben der monatlichen Blutung verliert die Trägerin das Gefühl für ihren »weiblichen Rhythmus«. Somit kann sie die Veränderung der Menstruation im Zeitablauf nicht mehr beurteilen und unregelmäßige, verstärkte, häufige oder seltene Blutungen als Vorboten der Menopause nicht (mehr) interpretieren.

WAS HILFT GEGEN DEN HORMON-BLUES?

So lang die Liste mit den Symptomen und Begleiterscheinungen während der Wechseljahre ist, so kurz und einfach ist das wichtigste Mittel, das bei allen Wechselbeschwerden hilft: BEWEGUNG!

Da Bewegung tatsächlich sozusagen wie eine Medizin wirkt, könnte man es ja auf einem ärztlichen Rezept »verordnen«. Das wird in der medizinischen Fachliteratur bereits immer wieder diskutiert. Es wäre auf jeden Fall einen Versuch wert.

Die hormonelle Umstellung im mittleren Lebensalter und die damit einhergehenden Wechselbeschwerden betreffen viele Frauen. Laut zahlreichen Studien leiden 30% aller Frauen unter starken Wechseljahrbeschwerden, 30% nehmen sie als aushaltbar wahr und 30% verspüren so gut wie keine Symptome. Wir empfehlen auf jeden Fall zuerst die individuelle ärztliche Untersuchung und Beratung. Zusätzlich möchten wir aber explizit für diese Lebensphase ein »Dauerrezept« für körperliche Aktivität ausstellen.

Die gesundheitsfördernde Wirkung von Bewegung und Sport wurde für Frauen in den Wechseljahren und danach vielfach in Studien gezeigt. Damit können Sie die komplexen bio-psycho-sozialen Abläufe des Älterwerdens und der damit verbundenen körperlichen Umstellung positiv beeinflussen.

Wie wirkt sich ein »bewegtes Herz« auf die Anforderungen dieses Lebensabschnitts aus?

Wir alle werden älter, und das sollten wir im positiven Sinn dank steigender Lebenserfahrung, Lebensweisheit und bestimmter Lebenserrungenschaften als Entwicklungsprozess wertschätzen. Aber wir nehmen oft auch unangenehmere Veränderungen an uns wahr. Kennen Sie das auch? »Ich steige auf die Waage und sehe, dass ich einige Kilogramm mehr habe als vor 20 Jahren.« Bringen Sie Ihr Herz mit körperlicher Aktivität in Bewegung. Das ist eine hochwirksame Methode gegen zunehmendes Übergewicht. Durch regelmäßige Bewegung stärken Sie Ihre Muskelkraft. Sie bauen wieder Muskelmasse auf und wirken dadurch einem generellen

Muskelabbau, der mit dem Älterwerden einhergeht, entgegen. Und dieses Mehr an Muskulatur verbraucht die Kalorien, die wir zu uns nehmen, effektiver. Somit wird diese Energie nicht in Fettpölsterchen umgewandelt. Die Mehrarbeit von Herz und Muskeln in Bewegung erhöht die körperliche Fitness. Dies steigert Ihr subjektives Gesundheitsbefinden. Wir fühlen uns nach Bewegung wohler und das ist gerade in den Wechseljahren ein willkommener Gemütszustand. Auch depressive Symptome können wir mit regelmäßiger Bewegung fernhalten. Erhalten Sie durch sportliche Aktivität die Beweglichkeit Ihres Körpers (bessere Körperbalance und Bewegungskoordination) und Ihres Herz-Kreislauf-Systems. Ja, auch Herz und Kreislauf müssen immer wieder ein bisschen gefordert werden, um in Form zu bleiben. In Form bleiben heißt in diesem Fall, genug Herzmuskeltraining zu haben, um den Körper auch bei Belastung ausreichend mit Blut versorgen zu können. Neben der Stärkung von Herz- und Skelettmuskulatur stärken Sie durch Sport auch Ihre Knochen. Sie hemmen den drohenden Knochenschwund und beugen somit der Osteoporose vor. »Ich war bei der Gesundenuntersuchung und die Blutfette und der Blutdruck sind erhöht.« Sie sind damit nicht allein. Und es ist gut, wenn Sie die Gesundenuntersuchung gemacht haben, um überhaupt auf diese Befunde zu kommen. Denn das Tückische ist, wir spüren diese beiden Veränderungen meist nicht. Aber sie haben starke Auswirkungen, wenn sie über viele Jahre bestehen. Das Herz und seine Gefäße (die sogenannten Herzkranzgefäße) gehören zu den davon stark betroffenen Organen. Krankhafte Verkalkungen mit Gefäßverengungen und Veränderungen der Herzwände treten dann früher im Leben und häufiger auf. Die erste gute Nachricht ist, je früher Sie gegensteuern, desto besser ist die Erfolgschance, die beginnenden Krankheitsprozesse zu bremsen oder sogar rückgängig zu machen. Die zweite gute Nachricht ist, Bewegung ist Medizin für Ihren Körper. Es ist in mehreren wissenschaftlichen Untersuchungen bewiesen worden, dass regelmäßiges Training den Bluthochdruck senken kann. Und auch die Blutfette werden durch regelmäßigen Sport positiv beeinflusst. Das passiert einerseits direkt durch das aktivierte Herz und die Muskulatur. Andererseits wirkt es längerfristig auch über das Reduzieren von Übergewicht. Besonders wirksam ist die Kombination von Bewegung mit ausgewogener Ernährung. Die Wechseljahrbeschwerden machen uns natürlich auch psychisch zu schaffen. »Werde ich jetzt alt? Mein Leben ist begrenzt. Wird jetzt alles immer schlimmer?« Diese Gedanken können uns zusätzlich das Leben schwermachen. Und Tipps wie »Da musst du an was anderes denken« klingen zwar nett, sind aber oft nicht umzusetzen. Hier ein Tipp von mir, aus eigener Erfahrung. Gehen Sie für mehr als eine Stunden wandern, dann beginnt das Grübeln nachzulassen. Der Abbau von Stress und innerer Unruhe durch körperliche Aktivität konnte auch in wissenschaftlichen Untersuchungen gezeigt werden[78]. Und das ist gut fürs Herz. Auch hier wirkt sich Dauerstress negativ aus. Durch regelmäßige Bewegung aktivieren wir bei den Nerven zum Herz den Gegenspieler zum Stressnerv. Dieser sogenannte Parasympathikus entspannt unser Herz. Wir merken das, indem unser Ruhepuls, also die Anzahl der Herzschläge pro Minute im Ruhezustand, sinkt. Bewegung verbessert unsere gesamte Lebensqualität. Und es gibt auch wissenschaftliche Untersuchungen darüber, wie Bewegung die speziellen Wechselbeschwerden bessert.

In einer US-amerikanischen Studie wurden 164 Frauen mit Wechselbeschwerden und mit niedriger Bewegungsaktivität per Zufall 3 Gruppen zugeteilt: In der ersten Gruppe kamen die Frauen in ein Walking-Programm, wo sie dreimal pro Woche für die Dauer von einer Stunde mit Gehen aktiv waren. Die zweite Gruppe absolvierte zweimal pro Woche für jeweils 90 Minuten ein Yogatraining. Die dritte Gruppe war die Kontrollgruppe ohne Bewegungstherapie. Nach einer Dauer von 4 Monaten wurden die Gruppen analysiert. Es zeigte sich, dass Walking und Yoga die Lebensqualität der Frauen verbessert hatte. Außerdem kam es mit steigender Fitness zu einer Abnahme der Wechselbeschwerden.

Bewegung hilft in dieser speziellen Lebensphase immer![79]

Der Abbau von Knochensubstanz (Osteoporose) ist generell ein Problem des Älterwerdens, trifft aber besonders Frauen nach dem Wechsel. Neben einer guten ärztlichen Behandlung gibt es noch andere Tipps für starke Knochen:

Die beste Vorsorge für eine gute Knochenstärke ist, bereits den Kindern die Freude an Bewegung und Sport zu vermitteln. Leider ist das heutzutage immer weniger selbstverständlich (vgl. Kapitel 4). Viele finden als junge Erwachsene oder durch einen sportlichen Partner zu mehr Bewegung.

Werfen wir einen Blick in die wissenschaftliche Literatur: Was passiert, wenn Frauen in der Menopause mit der Diagnose Osteoporose gezielt trainieren? Das untersuchte eine Studie an deutschen Frauen. Sie wurden über die Dauer von 2 Jahren mit einem stufenförmig zunehmenden Trainingsprogramm begleitet. Das Training war intensiv. Zweimal 60 bis 70 Minuten Gruppentraining plus zweimal 25 Minuten Heimtraining pro Woche.

Der Erfolg konnte sich sehen lassen. Die Fitness steigerte sich, die Knochendichte besserte sich oder blieb stabil und Rückenschmerzen nahmen ab. In der inaktiven Kontrollgruppe schritt die Osteoporose in den 2 Jahren messbar voran.[80]

Regelmäßiges Gehen hilft aber auch bei Schlafproblemen. Dies zeigte eine Studie an Frauen nach dem Wechsel. Sie waren für die Dauer von 12 Wochen mit Schrittzählern unterwegs und mussten ihre Schrittzahl im Lauf der Studiendauer steigern. Dies führte im Vergleich zur inaktiven Kontrollgruppe zu einer verbesserten Schlafqualität und Schlafdauer.

Probieren Sie es doch einfach aus. Vor dem Schlafengehen noch ein Abendspaziergang an der frischen Luft hilft der Gesundheit und verbessert Ihre persönliche Schlafhygiene.[81]

MÄNNER IM WECHSEL?

Wir alle kennen solche Beispiele: Mann, verheiratet, zwei Kinder, Ende 40/Anfang 50, beginnt plötzlich, Marathon zu laufen, oder er erklimmt einen Berggipfel nach dem anderen, oder er kauft sich einen neuen Sportwagen …

Was passiert mit den Männern, während Frauen zu schwitzen beginnen?

Gerne wird dafür das Wort Midlife-Crisis verwendet – eine Sinnkrise in der Lebensmitte?

Biologisch betrachtet kommt es mit zunehmendem Alter zur Abnahme des Testosteronspiegels im Blut. Das Absinken des männlichen Sexualhormons verläuft aber langsam. Es kommt nicht zu einem plötzlichen starken Hormonabfall wie bei der Frau. Vermehrte Müdigkeit, verminderte Muskelkraft, verminderter Antrieb und verminderte sexuelle Lust können Symptome für die sogenannte Andropause, das männliche Pendant der Wechseljahre, sein. Aber auch Stimmungsschwankungen und Hitzewallungen oder eine erektile Dysfunktion (eine Erektionsstörung, Impotenz) können vorkommen. Da weniger männliche Sexualhormone (Androgene) produziert werden und dadurch ein Mangel (Defizit) entsteht, gibt es den Begriff ADAM (Androgendefizit des alternden Mannes).

Natürlich empfehlen wir auch hier zuerst die ärztliche Abklärung und gegebenenfalls Therapie, wenn Sie derartige Krankheitszeichen über einen längeren Zeitraum verspüren.

Kann hier Bewegung helfen? Ja! Bewegung hat zahlreiche gesundheitsfördernde Effekte (vgl. Kapitel 1). In diesem Zusammenhang sind die Verbesserung des Schlafes und die Reduktion von Übergewicht von zentraler Bedeutung. Verkürzter Schlaf und starkes Übergewicht wirken sich nämlich negativ auf den Testosteronspiegel aus. Dasselbe gilt auch für übermäßigen Alkoholkonsum. Körperliche Aktivität, insbesondere Ausdauersport und wohldosiertes Krafttraining, erhöhen direkt den Testosteronspiegel. Mit ausreichender körperlicher Aktivität können sie auch das Problem einer erektilen Dysfunktion verbessern.[82]

BETTER-AGING STATT ANTI-AGING: TANZEN SIE MIT IHREN HORMONEN!

Da Wechseljahre keine Krankheit sind, sondern ein natürlicher Prozess im Leben jeder Frau (und auch des Mannes), möchten wir hier von Better-Aging sprechen. Der in Kosmetik und Plastischer Chirurgie häufig strapazierte Begriff »Anti-Aging« suggeriert, dass das Älterwerden nur etwas Negatives sei. Dabei ist das Älterwerden ein völlig natürlicher Prozess und gehört zum Leben dazu.

Better-Aging bedeutet für uns, bis ins hohe Alter gesund, körperlich und geistig fit zu bleiben und den Lebensabschnitt mit der größten Lebenserfahrung und Weisheit richtig zu genießen.

Für viele Frauen, die sich gerade im Wechseljahre-Prozess befinden, reicht allein der Spruch, womöglich noch aus dem Mund des Partners: »Mach doch einfach mehr Sport«, um dank des stärker werdenden Testosterons kurz auszuflippen:

»Was soll ich denn bitte noch alles machen, neben Kindern, Haushalt und Job?«

»Wann bitte soll ich das machen?«

»Wer macht dann den Haushalt, kümmert sich um die Hausübungen und geht mit dem Hund?«

»Wow, soll das heißen, ich bin dir zu dick?«

»Wenn ich abends zum Sport gehe, wer bringt die Kinder ins Bett?«

«Puh, ich bin total fertig, der Tag hat mich geschafft – ich will nur noch auf der Couch einschlafen!«

Das kennen wir alle und, ehrlich gesagt, nicht nur wir Frauen!

Nur wollen wir mit diesen bekannten Ausreden nicht Argumente liefern, um auf der Couch zu bleiben, sondern um die »inneren Haustiere«, das Schwein und den Hund, Gassi zu führen.

Ein Rat an Männer, aber auch an Freundinnen: Sagt nicht Sport, sondern tanzen. Ein Paarkurs tut nicht nur der Gesundheit, sondern auch der Beziehung gut. Oder geht als Freundinnen gemeinsam in die Disco zum Tanzen – das macht viel Spaß und ist eine Hommage an eure wilden 80er-Jahre.

Tanzen ist vor allem für »Bewegungseinsteiger« oder »Wenigbeweger« ein besserer Sport als Laufen oder Gehen, weil sie sich auf dem Parkett herz- und kreislaufmäßig nicht überlasten können, dazu fehlt ihnen die Beweglichkeit. Routinierte Tänzer erreichen dagegen bei den schnellen Tänzen Belastungswerte wie beim Laufen (wissenschaftliches Projekt »Gesellschaftstanz und Gesundheit« von Exprofieiskunstläufer Gerhard Schweiger mit dem Institut für Medizinische und Sportwissenschaftliche Beratung in Maria Enzersdorf).

Dr. Kurt Leitner, Sportmediziner und Arzt für Allgemeinmedizin in Judenburg, sieht erste positive Veränderungen durch die Tanzbewegung bereits nach 2 Wochen:

»Das vegetative Nervensystem, das die wichtigsten Körperfunktionen steuert – zum Beispiel Atmung, Verdauung oder Stoffwechsel, wird entscheidend gekräftigt. Nach 4 bis 5 Wochen Ausdauertraining ist das Herz-Kreislauf-System deutlich stabiler, und nach 3 bis 5 Monaten verändert sich der Stoffwechsel in den Muskelzellen. Gegenüber dem Laufen oder auch dem Radfahren hat das Tanzen mit den verschiedenen Schritten und Figuren noch die Vorteile, dass es zusätzlich die koordinativen Fähigkeiten verbessert und das Gedächtnis trainiert.«

Die Studie »Gesellschaftstanz und Gesundheit« stellte fest, dass Tanz nicht gleich Tanz ist: Bei Paso Doble und Samba etwa wird die Beckenbodenmuskulatur trainiert. Der Wiener Walzer fördert den gesamten Stützapparat und der Jive sorgt für mehr Schnellkraft.

Darüber hinaus hebt das Tanzen die Stimmung, es werden Endorphine ausgeschüttet und Stress abgebaut. Mit den Tanzschritten verbrennt man aber auch Kalorien.

Bei einer Stunde Tanzen verbraucht eine 60 Kilogramm schwere Frau rund 200 kcal – genauso viel wie zum Beispiel bei einer Stunde Gymnastik oder Volleyballspielen. Beim anstrengenden Rock'n'Roll verbraucht eine Frau mit 70 Kilogramm sogar bis zu 600 kcal. Bei einer Stunde leidenschaftlichem Tango verliert man immerhin noch durchschnittlich 420 kcal, bei einer Stunde schnellem Wiener Walzer 300 bis 350 kcal, ca. so viel wie bei einer Stunde Squash.

Durch das Tanzen, aber natürlich auch durch jede andere körperliche Aktivität, fühlt frau sich speziell im Klimakterium viel wohler, und zwar auf allen Symptomebenen (hebt die Stimmung, kräftigt die Muskeln und Knochen, reduziert die Hitzewallungen ...)

Sport zu zweit oder mehreren macht mehr Spaß, zumindest uns Frauen. Das beginnt schon bei der Motivation. Hier ticken Frauen und Männer ganz offensichtlich anders:

Wir Frauen gehen lieber zu einem gemeinsamen Frauenabend (zuerst Bewegung, dann der Spaß) als allein zum Training. Allein trainieren ist für viele Männer speziell »im

Wechsel« ein Thema. Sie versuchen, sich noch einmal zu Höchstleistungen zu animieren:

»Ich bin diese Wintersaison 50.000 Höhenmeter mit den Tourenski gegangen …« oder »nächstes Jahr fahre ich beim Ötztal Marathon mit …« (bekanntester Tiroler Radmarathon, führt über 238 km, 5500 Hm und 4 Alpenpässe).

Da gehen wir lieber gemeinsam zu Pilates, Yoga oder Bauch-Beine-Po-Training. Wichtig ist, dass Frauen lieber mäßiger als Männer, dafür aber regelmäßig trainieren.

Das kann ich aus meiner persönlichen Erfahrung nur bestätigen. Mein »heiliger« Abend ist der Dienstag, reserviert für meine »Dienstags-Frauen«. In einer lustigen, seit vielen Jahren bestehenden Gruppe praktizieren wir unter der Anleitung unserer tollen Yogalehrerin Iris Yoga. Wer glaubt, Yoga hat nur etwas mit Atmen und Entspannen zu tun, der irrt oder hat noch nie eine intensive Hatha-Yogastunde absolviert.

FACTBOX **HERZENSSACHE**

- Die Wechseljahre sind durch eine hormonelle Umstellung des Körpers bedingt: deutlicher Abfall des Östrogens bei Frauen mit oft eindeutigen Beschwerden, langsames Sinken von Testosteron über viele Jahre bei Männern mit weniger deutlichen Symptomen.
- Die fehlenden Hormone nach der Menopause können Arteriosklerose und Herz-Kreislauf-Erkrankungen fördern – Bewegung steuert hier erfolgreich dagegen!
- Bewegung stärkt Muskeln und beugt dem Knochenschwund (Osteoporose) vor.
- Bewegung verbessert den Stoffwechsel und hilft frühzeitig beim Kampf gegen Übergewicht, Bluthochdruck und erhöhte Blutfette.
- Bewegung baut Stress ab und hilft gegen depressive Verstimmungen.
- Bewegung verbessert den Schlaf und reduziert das Übergewicht, auch in den Wechseljahren.
- Bewegung reduziert nachweislich die Hitzewallungen.
- Zum gesunden Lebensstil gehören auch der Verzicht auf Rauchen und übermäßigen Alkoholkonsum.
- Nutzen Sie die Möglichkeit ärztlicher Beratung und Untersuchung.

7.

Power-Herz: Bewegung im Alter

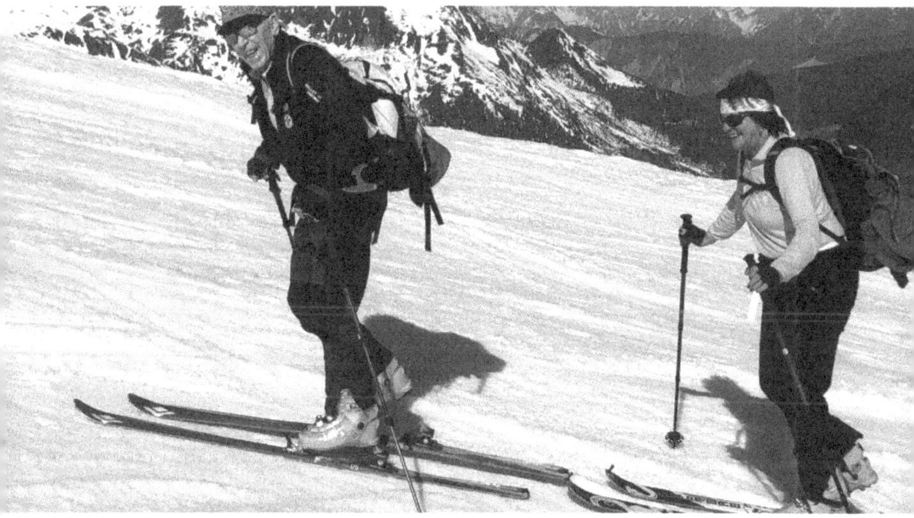

Auf Schitour!

Als begeisterte Schitourengeherin war ich im vergangenen Winter wieder einmal auf unserem Hausberg, dem Glungezer, unterwegs. Das ist für mich bei guter Schneelage eine meiner Einstiegstouren in die Tourensaison. Gemeinsam mit meinen Freundinnen Moni und Gabi gehen wir gemütlich bei Halsmarter los, bis dahin fahren wir mit der neuen Gondel.

Zuerst ratschen wir noch ein wenig, bei der ersten Steigung brauchen wir die Luft aber immer mehr zum Atmen. Am Schitourengehen liebe ich nicht nur das Gleiten durch die wunderschöne und leise Natur, sondern auch das Finden meines eigenen Rhythmus. Erst wenn ich in den »Flow« komme, kann ich meinen Gedanken freien Lauf lassen, und ich liebe das Funktionieren meines Körpers.

Natürlich werden wir dabei immer wieder von anderen Tourengehern überholt.

Es gibt hier eine bunte Mischung an Menschen, die uns mehr oder weniger schnell überholen:

Da gibt es die jungen Burschen in hautengen Anzügen, die mit Oberschenkeln wie Arnold Schwarzenegger vorbeirennen. Regelmäßige Blicke auf die Pulsuhr zeigen, dass es ihnen hauptsächlich ums Training geht, kein Rucksack mit trockenen Sachen zum Umziehen, um unnötigen Ballast zu vermeiden, meist extrem leichte (und teure) Ausrüstung, und die Musikstöpsel im Ohr, versuchen sie, ihre eigenen Rekorde zu brechen.

Eine zweite Gruppe sind Frauen, junge, aber auch ältere Damen, die gemeinsam mit ihren Freundinnen oder allein, regelmäßig und sichtlich mit viel Spaß und Begeisterung auf den Glungezer gehen. Aus Gesprächen entnehmen wir, dass die Kinder und Männer gut versorgt sind und sie sich freuen, statt zu kochen, beim Hüttenwirt einzukehren.

DIE GLUNGEZER-FÜCHSE AUS HALL

Die spannendste – und ein absolutes »Glungezer-Phänomen« – ist allerdings die dritte Gruppe: Kaum sind wir gestartet, werden wir bereits von zwei Männern überholt: braun gebrannt, mit von Wind und Wetter gegerbten Gesichtern, schneeweißem Haar und garantiert über 80. Wir sind mit einem dieser aktiven Senioren in der Glungezerhütte ins Gespräch gekommen – auf der Piste war es nicht möglich, da er uns in einem ordentlichen Tempo überholt hat ...:)

Seit dem Jahr 1983 steigen diese sportlichen Senior*innen aus der Region Hall und Umgebung den ganzen Winter hindurch jede Woche zweimal, mit Schi und Fell, auf den Glungezer. Im Schnitt bringen sie es auf 30 Begehungen, manche bis zu 60, vereinzelt auch 100 Schitouren pro Wintersaison.

Für die Fernsehdokumentation des ORF »Tirol heute«, im Winter 1989, hat Gerald Aichner diese Seniorengruppe »Glungezer-Füchse« getauft. Ihre Begleiterinnen sind die »Glungezer-Fähen«. Denn die Damen sind hier körperlich mindestens gleich fit wie ihre Füchse. Auf der Sonnenspitze, das ist die Spitze neben dem Glungezer, haben die »Füchse« ihr Gipfelkreuz aufgestellt.

Neben dem Gipfelkreuz gibt es in der Hütte einen eigenen Stammtisch der Glungezer-Füchse. Wer einmal in die Glungezerhütte einkehrt (diese ist nur mit den Tourenschi erreichbar), liest auf den schweren alten Holzsesseln die Namen der einzelnen Füchse.

Welchen Spaß die Füchse bei ihrem Lieblingstraining auf dem Glungezer haben, kann man den Zeilen eines extra dafür komponierten Liedes vom Haller Musiker und Komponisten Ferry Strassl entnehmen. Er ist einer von ihnen und begleitete die Füchse sehr oft auf der Hütte mit seiner Ziehharmonika:

Glungezer-Füchse-Lied

»I bin a Fuchs«
Text, Komposition Ferry Strassl, Sept. 1992

I bin a Fuchs, hoch drob'n am Glungezer,
i schleich da oben ja ummanond,
an alter Fuchs, hoch drob'n am Glungezer,
ja der ist allweil guat beinand.
Und kimmt der Winter, da bin i schlau,
da muass i aussa aus mein Bau,
muass in die Höh, zum Stelldichein,
wo alle andern Füchse sein.
Drob'n in der Hütt'n, da kehr ma ein,
da hock'n mia so g'müatlich drein,
da tian ma singen, und hab'ns fein,
bei manchem guaten Glaserl Wein.
Und samma unten, s' war wieder fein,
da geh'n mir no lang nit heim,
ja bei der Gufl, da kehr ma ein,
da gibt's ein Herta-Füchse-Stelldichein.

Natürlich sind die Füchse ein besonderes Phänomen aus Hall i. Tirol, dennoch sind sie ein Vorzeige-Beispiel dafür, wie aktiv man jenseits der 80 oder 90 noch sein kann und welche Lebensfreude mit regelmäßiger körperlicher Bewegung bis ins hohe Alter verbunden ist.

Leider nimmt der Anteil der sportlich aktiven Bevölkerungsteile generell mit dem Alter ab. Das ist ein europaweites Phänomen. Nur knapp jeder Dritte ab 55 Jahren treibt Sport. Wobei mehrere Länder, darunter auch Deutschland und die Schweiz, erfreulicherweise eine Zunahme des Anteils sportlich aktiver älterer Menschen verzeichnen. Trotzdem herrscht hier noch viel Aufholbedarf. Und der ist für die Gesundheit und Agilität, auch im höheren Alter, notwendig!

ERHALTEN SIE IHRE BEWEGLICHKEIT UND KNOCHENSTÄRKE!

Es ist eine unglaubliche Geschichte: Fauja Singh hat im Alter von 100 Jahren einen Marathonlauf absolviert. Die Strecke von 42,195 Kilometern zu laufen stellt schon die große Mehrheit der Bevölkerung vor eine unschaffbare Herausforderung. Aber es ist ein tolles Beispiel dafür, dass wir uns oft Grenzen in den Köpfen setzen, die eigentlich nicht in Stein gemeißelt sind. Natürlich limitiert ein fortgeschrittenes Lebensalter unsere körperliche Leistungsfähigkeit, aber *wir* bestimmen, in welchem Ausmaß![83]

Wir müssen mit 100 Jahren keinen Marathon mehr laufen, aber mit Hilfe von täglicher Bewegung schützen wir unsere Gesundheit bis ins hohe Alter. Mir ist unsere Tante Zinta hier in guter Erinnerung. Sie ging ihr ganzes Leben lang zu Fuß und war durch ihre täglichen Turnübungen so beweglich, dass sie noch mit 70 Jahren aus dem Stand einen Spagat schaffte. Das hat uns als Kinder nachhaltig beeindruckt.

Regelmäßige Bewegung schützt nicht nur unser Herz-Kreislauf-System, sondern auch unseren ganzen Stützapparat aus Muskeln und Knochen. So ist es wichtig, die Beweglichkeit und damit die Agilität zu erhalten. Ein Sturz kann im höheren Alter rascher zu einem Knochenbruch (zum Beispiel des Schenkelhalsknochens) führen und mobile ältere und selbständige Menschen relativ rasch zu einem Pflegefall machen.

Mit gewissen, auch im Alter gut durchführbaren Sportarten wie beispielsweise Tai-Chi können Sie die Sturzgefahr reduzieren. Weiters ist über längere Zeit durchgeführte körperliche Aktivität mit besserer Knochendichte (und damit weniger Osteoporose) vergesellschaftet. Auch hier ist das Bewegen im Alltag schon ein wichtiger Schritt. Das konnte in einer schwedischen Studie an über 23.000 älteren Männern und Frauen gezeigt werden. Diejenigen, welche weniger als eine Stunde pro Woche mit alltäglichen Haushaltstätigkeiten aktiv waren, hatten ein fast doppelt so hohes Risiko, einen Hüftbruch zu erleiden, wie diejenigen, die dafür 6 Stunden oder mehr aufwendeten. Schon allein durch eine Aktivitätssteigerung auf 1 bis 2 Stunden pro Woche Hausarbeit war das Risiko nur mehr ein Drittel erhöht im Vergleich zur hochaktiven Gruppe. Das ist auch etwas, was man im ärztlichen Alltag oft sieht. Alte Menschen, die ihren Haushalt noch selbst führen, sind insgesamt fitter und agiler.[84]

Bewegungsaktivität schützt aber auch das Gehirn. Bewegung aktiviert zahlreiche Regionen des Gehirns und die Aufmerksamkeit wird gesteigert. Wahrscheinlich ist mit Bewegung auch ein gewisser Schutz vor Demenz verbunden.

Diese Tatsachen sind nicht nur von individueller Bedeutung, sondern auch von übergeordneter Wichtigkeit. In ihrem »2018 Aging Report« der Europäischen Kommission wird ein steigender Anteil der älteren Bevölkerung (65plus) in der Europäischen Union vorausberechnet. So wird in Deutschland der Anteil von 21,9% im Jahr 2020 auf 30,6% im Jahr 2060 ansteigen. Ähnlich sind die Zahlen für Österreich, wo für den gleichen Zeitraum der Anstieg von 19% auf 29,2% verläuft. Somit ist »gesund älter werden« ein immens wichtiger Faktor für die gesamte Gesellschaft. Bewegung hilft dabei!

Lassen Sie uns einen Blick auf die Motive für Sport und Bewegung im Alltag der EU-Bürgerinnen und -Bürger der Altersgruppe 55plus werfen: An erster Stelle steht die Gesundheitsförderung. Zwei Drittel der Befragten geben dieses Motiv an. Und seien wir ehrlich: Ist es nicht ein tolles Ziel? Denn es ist wissenschaftlich erwiesen, dass Sie mit Bewegung Ihre Gesundheit ganz einfach (und nebenwirkungsfrei) verbessern können. Auch im Alter. So fand eine interessante Studie an pensionierten Männern im Alter von 61 und mehr Jahren heraus, dass diejenigen, die nur ein Meile (1,6 Kilometer) täglich spazieren gingen, eine doppelt so hohe vorzeitige Sterblichkeit aufwiesen wie Männer, die mehr als 2 Meilen (3,2 Kilometer) täglich spazierten.[85]

Weitere häufig genannte Motive für Sport und Bewegung in der Altersgruppe 55plus sind Fitness, Entspannung und Alterseffekten entgegenwirken. Und das sind nicht umsonst häufig genannte (jeder dritte bis vierte Befragte), wunderbare Gründe, um sich zu bewegen. Die Fitness zu erhalten ist gerade für ältere Menschen essenziell. Sie bleiben mobil und sind somit vor Bettlägerigkeit geschützt. Sie bleiben agil und selbstständig und können daher möglichst lange zu Hause leben und sich versorgen. Und wenn sie mal erkranken oder eine Operation durchgeführt werden muss, haben sie viel Reserven und mehr Kraft, um schnell wieder das Krankenbett zu verlassen.

Entspannung und Stressabbau sind das ganze Leben lang ein unschätzbarer Bonus, der unter anderem durch Bewegung erzielt werden kann. Lesen Sie dazu auch im Kapitel »Herzraum – Bewegung geht immer!«.

BEWEGUNG ALS ANTI-AGING-BEHANDLUNG?

Liebe Leserinnen und Leser: Bewegung, um den negativen Alterseffekten entgegenzuwirken, um die guten Seiten des Älterwerdens noch mehr genießen zu können. Wäre das nicht genial, ein so einfaches Anti-Aging-Produkt verwenden zu können? Wir haben ja schon gehört, dass Personen, die sich mehr bewegen, ihre Gesundheit besser einschätzen als inaktive Menschen. Wir haben auch schon den Schutz vor zahlreichen Erkrankungen kennengelernt, welche üblicherweise mit zunehmendem Alter häufiger auftreten (zum Beispiel die koronare Herzerkrankung). Aber gibt es einen grundlegenden Alterungsprozess unserer Körperzellen? Und können wir den tatsächlich durch Bewegung verlangsamen?

Dazu müssen wir einen kurzen Ausflug in die Biologie der Zellen unternehmen. Wir haben in den Körperzellen die sogenannten Chromosomen. Dort ist unsere Erbsubstanz in der DNA (Desoxyribonukleinsäuren) als lange »Strickleiter« kompliziert aufgerollt. An den Enden finden sich kurze DNA-Abfolgen, welche vielfach an das Chromosomenende angebaut wurden. Dies sind die sogenannten Telomere. Mit dem Altern der Zellen und jedem »Nachwachsen« durch Zellverdoppelung werden die Telomere kürzer. Die Telomerlänge gilt als Marker für das biologische Alter von Zellen. Je kürzer die Telomerlänge, desto älter die Zelle. Und wenn die kritische Telomerlänge unterschritten wird, kann die Zelle nicht mehr regenerieren oder stirbt ab. Zum Glück gibt es die sogenannte Telomerase. Diese ist ein Enzym mit spezieller Wirkung. Die Telomerase baut wieder Teile an die immer kürzer werdenden Telomere dran. Dadurch wird die Zellalterung eingebremst. Warum wir Ihnen das alles erzählen? Es gibt eine hochinteressante Studie aus dem Jahr 2019. Hier wurden 124 gesunde, aber körperlich wenig aktive Personen in 4 Gruppen eingeteilt. Über die Dauer von 6 Monaten trainierten die Teilnehmer dreimal pro Woche für 45 Minuten in Form von aerobem

Ausdauertraining (Laufen), Ausdauer-Intervalltraining oder Krafttraining. Eine vierte Gruppe führte ihren inaktiven Lebensstil weiter und diente als Kontrollgruppe. Und jetzt wird's wirklich spannend. In den beiden Ausdauertrainingsgruppen (Laufen und Intervalltraining) kam es zu einer signifikanten Verlängerung der Telomerlänge im Vergleich zu den weiterhin Bewegungsinaktiven. Gleichzeitig wurde durch das Ausdauertraining die Aktivität der Telomerase erhöht. Wir erinnern uns: Längere Telomere schützen die Zellen vor altersbedingtem Ruhestand. Somit machen Sie mit Ausdauertraining eine Verjüngungskur![86]

ÜBERGEWICHT KANN IM ALTER ZUM PROBLEM WERDEN

Wir dürfen das mit steigendem Lebensalter zunehmende Übergewichtsproblem nicht vergessen. Starkes Übergewicht führt vermehrt zu Diabetes mellitus (Zuckerkrankheit). Die Rate an Gefäßerkrankungen steigt ebenfalls an. Die Gelenke werden überbeansprucht und dadurch eher abgenützt. Und wir fühlen uns mit Fettleibigkeit weniger gesund.

Mit Bewegung haben wir die wirksamste Waffe gegen das Übergewicht zur Verfügung. Auch wenn Sie (stark) übergewichtig sind: Beginnen Sie, Bewegung in Ihren Alltag zu bringen. Unterbrechen Sie längere sitzende Tätigkeiten mit Bewegungspausen. Starten Sie mit Spazierengehen und Radfahren oder Schwimmen. Machen Sie die muskelkräftigenden Übungen aus diesem Buch. Und vor allem lassen Sie ein vermindertes Selbstwertgefühl oder Scham vor Sport mit Fettleibigkeit bitte nicht der Grund für Inaktivität sein. Gehen Sie einfach raus zum Nordic Walken! Die Wanderwege, Fußwege, Radwege und Parks sind keine Wettkampf-Orte! Das beweisen die europaweiten Umfrageergebnisse: Nur zwei von

100 Befragten gaben den Wettkampfgedanken als Motiv für Sport und Bewegung im Alltag an. Und es gibt auch dazu eine passende Studie. Man hat Studierenden ein T-Shirt mit großem, als peinlich empfundenem Aufdruck angezogen und sie in ein Seminar geschickt. Die dachten, dass sie damit in der Gruppe im Rampenlicht (englisch spotlight) stehen und sich jeder an den blamablen Auftritt erinnert. Aber weit gefehlt, viel weniger Gruppenteilnehmer als vom T-Shirt-Träger eingeschätzt konnten sich überhaupt in der anschließenden Befragung an das T-Shirt-Motiv erinnern. Wir fühlen uns durch überbewertete Selbstkritik oft im Rampenlicht, obwohl wir es gar nicht sind. Das ist bei Psychologen als »Spotlight-Effekt« bekannt. Und wir können daraus lernen. Also probieren Sie ruhig einen neuen Sport aus. Was zählt, ist Ihre Bewegung. Es gibt keine Kür. Sie brauchen keine Medaille zu erkämpfen. Es geht nicht um Hundertstelsekunden. Und Sie werden da draußen viele Gleichgesinnte treffen!

BEWEGUNG INS SOZIALE LEBEN BRINGEN

Es gibt noch einen sehr bereichernden Effekt von Bewegungsaktivität im Alter: Geselligkeit, neue Bekanntschaften und wieder etwas Neues lernen. Im Alter gibt es Gründe, warum man weniger Kontakte mit anderen Menschen hat: Selbst wenn man Kinder hat, sind sie schon außer Haus und oft in einer Lebensphase, in der sie wenig Zeit haben. Man ist nicht mehr im Berufsalltag mit den Arbeitskollegen und -kolleginnen. Die Zahl neuer Freundschaften nimmt ab. Vielleicht ist sogar schon ein guter Freund oder eine gute Freundin verstorben? Gemeinsame Bewegungsaktivitäten schaffen neue soziale Kontakte. Man kann Gespräche über die geteilte Sporterfahrung, führen. Man kann sich austauschen. Vielleicht entwickelt sich sogar eine Freundschaft? Was gibt es Schöneres!

Falls Sie vorerst nur leichte Bewegungsaktivitäten suchen, können Sie regelmäßig in Museen, eine Kunstgalerie oder zu einer Ausstellung oder Messe gehen. In einer Studie waren Personen, die solche Aktivitäten alle paar Monate machten, signifikant weniger häufig von Demenz betroffen als diejenigen, die das nie taten. Falls Sie jetzt einwenden, dass es sicher einen Unterschied beim Alter, Ausbildungsstatus oder Gesundheitsstatus gab: Diese Einflussgrößen wurden herausgerechnet. Also auf zu neuen Erfahrungen![87]

MEHR BEWEGUNG IM ALTER SENKT DAS RISIKO FÜR HERZ-KREISLAUF-ERKRANKUNGEN

»Ich bin jetzt eh schon zu alt, um mit Sport anzufangen. Das hat bei mir ja keinen Effekt mehr.« Das höre ich hin und wieder von Patienten, die ich aufgrund einer Herzerkrankung behandle. Natürlich sind einige Tatsachen geschaffen wie beispielsweise die Verkalkung bestimmter Blutgefäße. Aber trotzdem besteht auch für Seniorinnen und Senioren die Möglichkeit, durch die (schrittweise) Aufnahme von Bewegungsaktivität ihre Gesundheit zu verbessern. In einer finnischen Studie wurden über 2400 Männer und Frauen im Alter von 65 bis 74 Jahren untersucht. Sie wurden je nach ihrer Bewegungsaktivität in drei Gruppen eingeteilt (wenig-mittel-hoch). Über einen Zeitraum von mehr als 11 Jahren betrachtet, waren die Bewegungsmuffel klar im Nachteil. Die Bewegungsaktiven hatten signifikant weniger Herz-Kreislauf-Erkrankungen und Todesfälle zu verzeichnen als die Inaktiven. Fazit: Es ist nie zu spät, mit Bewegung und Sport zu beginnen. Bleiben Sie ein Leben lang körperlich aktiv!

Gerade für ältere Menschen ist jedoch die ärztliche Gesundenuntersuchung unbedingt zu empfehlen. Weiters muss die Bewegung an den Trainingszustand angepasst werden. Trainingssteigerungen sollten in kleinen Schritten erfolgen. Außerdem sollte bei der Sportwahl auf ein etwaiges Verletzungsrisiko Rücksicht genommen werden. Meiden Sie beispielsweise rutschige Verhältnisse im Freien. Es gibt eine Vielzahl von Sportarten, die besonders gut für ältere Menschen geeignet sind, wie etwa Tai-Chi, Seniorenturnen, Schwimmen, Nordic Walking, Wandern, Wassergymnastik, Radfahren, Tanzen, Yoga, Pilates. Wenn Sie früher auch immer sportlich waren, können Sie den Sport meistens bis ins Alter fortführen. Schifahren und Schilanglauf seien hier nur beispielhaft genannt. Zum Starten und für den Alltag finden Sie in diesem Buch viele Bewegungstipps und Übungen, die Sie sofort umsetzen können.[88]

BEWEGUNG MIT CHRONISCHER KRANKHEIT?

Mit zunehmendem Alter steigt die Wahrscheinlichkeit, an einer Krankheit zu leiden, an. Es hängt natürlich von der Art und Schwere der Erkrankung ab, wie Sie Ihre gewählte Bewegungsform ausüben können.

Prinzipiell gilt, zunächst die optimale medizinische Behandlung durchzuführen. Dazu gehören auch begleitende Therapien aus dem großen Spektrum der Gesundheitsberufe. Nutzen Sie bei schweren Erkrankungen die Möglichkeit einer Rehabilitation, um wieder mit der adäquaten körperlichen Aktivität vertraut zu werden. Generell ist leichte bis mittelhohe Bewegungsaktivität in den meisten Fällen nicht nur möglich, sondern auch empfohlen. Ein guter Tipp ist es, sich an Selbsthilfegruppen zu wenden. Dort erhalten Sie nicht nur zusätzliche Informationen über den bestmöglichen Umgang mit Ihrer Erkrankung. Meist gibt es auch Veranstaltungen, bei denen Sie sich sowohl mit Experten als auch mit anderen Betroffenen austauschen können. So lernen Sie mit Ihrer Krankheit zu leben. Es gibt vielerorts auch organisierte Sportgruppen wie beispielsweise Herzsportgruppen, wo Sie aktiv werden können.

Tipps:

- Suchen Sie sich aus der Bewegungstabelle eine oder mehrere Aktivitäten aus, bei denen Sie gerade eben in der moderaten Bewegungsstufe landen. So können Sie mit der geringsten Anstrengung das allgemeine Bewegungsziel mit 150 Minuten pro Woche erreichen.
- Kaufen Sie sich ein leichtes elastisches Fitnessband oder leichte Hanteln (zum Beispiel 1 kg) und machen Sie mindestens 2-mal pro Woche muskelkräftigende Übungen. Starten Sie mit den Übungsbeispielen in diesem Buch!
- Wenn Sie noch völlig untrainiert sind und Ihre Zeit vorwiegend im Sitzen verbracht haben: auch kein Problem. Beginnen Sie mit leichter Bewegungsaktivität wie gemütlichem Spazierengehen und langsamem Radfahren in der Ebene. Jede Bewegung ist besser als keine Bewegung! Unterbrechen Sie längeres Sitzen mit Bewegungspausen: Stehen Sie auf. Holen Sie sich ein Glas Wasser. Erledigen Sie Hausarbeit. Gehen Sie eine Runde spazieren. Mit 65 und mehr Jahren haben Sie einen großen Vorteil: Sie können sich Ihre Zeit frei einteilen. Nichts und niemand hindert Sie daran, sich spontan zu bewegen, außer Sie selbst.
- In der Altersgruppe 65plus sollten Sie auf jeden Fall einen ärztlichen Gesundheitscheck (Gesundenuntersuchung) durchführen. Melden Sie sich gleich dafür an. Warten Sie nicht. Sie übernehmen jetzt selbst die Verantwortung für Ihre Gesundheit!

Nicht jeder ist zu einem Glungezer Fuchs geboren, aber bestimmte Sportarten können in jedem Alter ausgeübt oder begonnen werden.

Tai-Chi für Senioren

In China zählt Tai-Chi, auch chinesisches Schattenboxen genannt, zum Volkssport Nummer 1 für Senioren. Morgens sieht man in öffentlichen Parks und Gärten Hunderte ältere Menschen die eleganten, weichen und tänzelnden Bewegungen ausführen.

Die Abfolgen sollten möglichst leichtfüßig und mit wenig Kraft ausgeübt werden. Der Fokus liegt nicht auf Kraft und Schnelligkeit, sondern auf möglichst fließenden und harmonischen Bewegungen. Diese Bewegungsabfolgen vermitteln ein gutes Körpergefühl und stärken die Beweglichkeit, die Konzentration und den Fokus auf sich selbst.

Wer über ein gutes Körperbewusstsein und eine entsprechende Beweglichkeit verfügt, der reduziert nachweislich sein persönliches Sturzrisiko.

Namasté: Yoga – das Geheimnis eines langen Lebens

»Solange du atmen kannst, kannst du Yoga üben.« Dieses Zitat des verstorbenen Yogameisters B. K. S. Iyengar drückt aus, dass es nie zu spät ist, um mit Yoga zu beginnen.

Marianne, 84 Jahre, die älteste Teilnehmerin in meinem Yogakurs, ist das beste Beispiel dafür: Marianne macht zwar nicht mehr alle Übungen mit, aber die meisten, und zwar genauso gut wie wir anderen. Mit sicheren Bewegungen und einem offensichtlich guten Körpergefühl. Und das

Wichtigste: mit viel Spaß und Freude. Sie lässt den Kurs so gut wie nie aus und ist immer eifrig bei der Sache, auch wenn manchmal »die alten Knochen schmerzen« – nach Yoga fühlt sie sich immer besser. Iris, unsere Yogalehrerin, unterstützt sie darin, indem sie ihr alternative Bewegungsabläufe für schwierigere Asanas, wie zum Beispiel den *Schulterstand*, zeigt.

Am 21. Februar 2020 ist die mit 98 Jahren im Guiness Buch der Rekorde eingetragene älteste Yogalehrerin der Welt, Tao Porchon-Lynch, im 102. Lebensjahr in New York gestorben. Die indisch-französisch-stämmige Porchon-Lynch begann im Alter von 8 Jahren mit Yoga und gab quasi bis zu ihrem Tod Yoga-Unterricht, daran hinderten sie auch Hüftgelenksprothesen nicht.

Nach ihrem Geheimnis befragt, meinte die alte, elegante Dame und Yogameisterin: »Wenn ich morgens aufwache, schaue ich in die Sonne und sage: Das wird der beste Tag meines Lebens. Bäume werden auch nicht älter, sondern stärker.«

Mit ihrer Beweglichkeit, ihrer Anmut und ihrer positiven Lebenseinstellung ermutigte sie zahlreiche Menschen, auch im Alter noch mit Yoga zu beginnen. Damit wird klar, dass Yoga viel mehr ist als nur eine richtige Abfolge von Asanas. Yoga ist eine Lebenseinstellung und eine Geisteshaltung. Und es nie zu spät, damit zu beginnen. Und das Suchtpotenzial ist hoch: Wenn man einmal in diese Welt der fließenden Bewegungen, der Konzentration, der Achtsamkeit, der richtigen Atmung und der Meditation eingetaucht ist, will man nie wieder auftauchen. Namasté.

FACTBOX **POWERHERZ**

- Auch ältere Menschen (Altersgruppe 65plus) sollen sich regelmäßig bewegen. Es gelten prinzipiell dieselben Empfehlungen mit mindestens 150 Minuten moderater oder 75 Minuten hoher Bewegungsintensität pro Woche.
- Gerade im Alter ist der soziale Faktor ein wichtiger Motivator für Bewegung. Machen Sie Sport mit einem Freund oder einer Freundin oder in einer Bewegungsgruppe.
- Von zunehmender Wichtigkeit mit steigendem Lebensalter sind muskelkräftigende Übungen an mindestens 2 Tagen pro Woche.
- Machen Sie Koordinations- und Beweglichkeitstraining, um Ihr Gleichgewichtsvermögen zu erhalten und zu verbessern und damit Ihr Sturzrisiko zu verringern. Gut geeignet sind Yoga, Tai-Chi, Gehen oder Laufen auf Naturwegen, Tanzen etc.
- Nutzen Sie die Möglichkeit eines ärztlichen Gesundheitschecks.
- Lassen Sie sich von guten Vorbildern inspirieren.

8.

Herzfit – Übungen für drinnen und draußen

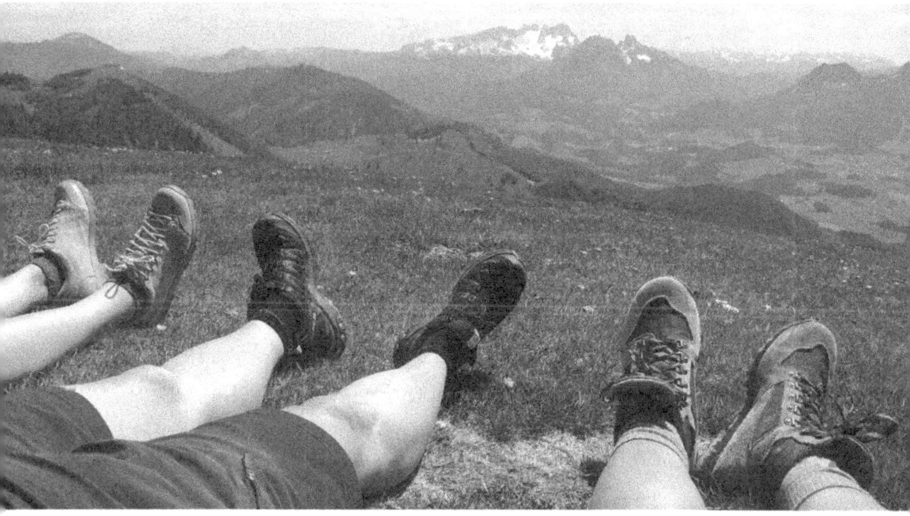

In diesem Kapitel finden Sie Bewegungsübungen, die Sie leicht zu Hause oder beim Waldspaziergang ausführen können. Sie sind insbesondere für Anfänger geeignet. Die Übungen wurden von zwei erfahrenen Physiotherapeuten, Monika Peer-Kratzer und Clemens Niederholzer, speziell für Sie zusammengestellt.

WARUM KRAFTTRAINING?

Unsere täglichen Bewegungen im Alltag und Beruf werden ermöglicht, weil unsere Gelenke durch Muskeln bewegt werden. Unsere Muskeln besitzen zwei verschiedene Arten von Muskelfasern: schnell zuckende und langsam zuckende.

Die schnell zuckenden Muskelfasern sind vor allem für Bewegungen verantwortlich, für die große Kraft benötigt wird, wohingegen die langsam zuckenden Muskelfasern vor allem für ausdauernde Tätigkeiten, wie zum Beispiel Laufen oder Fahrradfahren, benötigt werden.

Die größte Muskelmasse erreicht der Mensch mit ca. 30 Jahren. Ab diesem Zeitpunkt baut der Mensch kontinuierlich Muskulatur ab. Vor allem im Alter, das heißt ca. ab dem 65. Lebensjahr, gehen vor allem die schnell zuckenden Fasern verloren. Diese sind sowohl für Bewegungen mit großer Kraft als auch für schnelle Bewegungen verantwortlich. Stürzt ein älterer Mensch, welcher bereits viele schnell zuckende Muskelfasern verloren hat, kann er eventuell nicht schnell genug und auch nicht kräftig genug reagieren, um diesen Sturz abzufangen. Dadurch erhöht sich einerseits das Verletzungsrisiko im Alter, andererseits auch die frühzeitige Sterblichkeit, da durch die verletzungsbedingte Ruhe nach einem Sturz die Muskulatur noch schneller abbaut als gewohnt und das Risiko eines weiteren Sturzes dadurch erhöht wird.

Krafttraining hilft bis ins hohe Alter, um den Muskelabbau zu bremsen. Weitere positive Aspekte des Krafttrainings sind eine bessere Körperhaltung, eine Zunahme der Knochendichte, eine erhöhte Gelenksstabilität sowie eine erhöhte Stabilität anderer Strukturen wie Bänder und Sehnen.

WIE KANN KRAFT TRAINIERT WERDEN?

Wichtig zu verstehen ist, dass Krafttraining sich immer am individuellen Ausgangspunkt des jeweiligen Menschen orientiert. So benötigt ein Bauarbeiter, welcher täglich in seinem Beruf über mehrere Stunden schwere Lasten bewegt, andere Gewichte für sein Training als eine 70-jährige Person, die in ihrem Leben nie eine Form von Kraftsport betrieben hat.

Das beste Trainingsgerät – nicht nur für Kraft, sondern auch für Ausdauer – ist unser eigener Körper. Seinem Gewicht sind wir 24 Stunden am Tag und 365 Tage im Jahr ausgesetzt. Kommen wir mit seinem Gewicht – egal ob viel oder wenig – im Alltag besser klar, haben wir nicht mehr so viele körperliche Probleme, die durch Inaktivität entstehen. Ein weiterer Vorteil beim Training mit dem eigenen Körpergewicht ist, dass vor allem Funktionen geübt werden. Das heißt Bewegungen, welche der Körper im Alltag benötigt.

Ebenso reicht es zu Beginn, wenn abseits vom eigenen Körpergewicht kleine Gewichte für das Krafttraining verwendet werden. Dafür genügen eine Halbliter-Flasche Wasser oder kleine Hanteln.

Trainingsdauer und -intensität sollten sich am Trainingszustand sowie dem Trainingsziel orientieren. Wenn das Ziel körperliches Wohlbefinden sein soll, so sollte zumindest 2-mal pro Woche für 15 bis 20 Minuten geübt werden, damit sich ein positiver Trainingseffekt einstellt.

Übungen – Indoor:

Der Physiotherapeut Clemens Niederholzer hat für unser Buch einige Übungen für das Krafttraining zu Hause zusammengestellt. Sie brauchen dafür keine speziellen Sportgeräte.

Die folgenden fünf Übungen orientieren sich an den wichtigsten Funktionen des Körpers. Einerseits wird die Rumpfkraft gestärkt, andererseits werden funktionelle Bewegungen wie Stoß- oder Ziehbewegungen gestärkt, was uns im Alltag stabiler macht.

Achten Sie darauf, dass Sie vor allem zu Beginn die Übungen so ausführen, dass Sie zwar nach 15 Wiederholungen merken, dass Sie ermüden, Sie aber dennoch noch genug Energie für die restlichen Übungen zur Verfügung haben.

Zwischen den Übungen sollten Sie eine kurze Pause von ungefähr 1 bis 2 Minuten einbauen.

STÜTZÜBUNG

Stützübungen eignen sich optimal zur Kräftigung der vorderen Muskelkette.

Die Einsteigervariante ist im Vierfüßlerstand. Das heißt, Ihre Hände sollten unter Ihren Schultern liegen, Ihre Knie unter Ihrer Hüfte mit einem Abstand von ca. einer Handbreite.

Die Ellbogen sollten leicht gebeugt und die Zehen aufgestellt sein. Achten Sie darauf, dass Ihr Kopf mit der Nasenspitze Richtung Boden sieht. Nun heben Sie aus dieser Position die Knie ca. 2 cm in die Luft und halten Sie diese Position, solange es Ihnen möglich ist. Diese Übung kann nach mehreren Wochen – sollte sie Ihnen zu leicht werden – in den Unterarmstütz gesteigert werden.

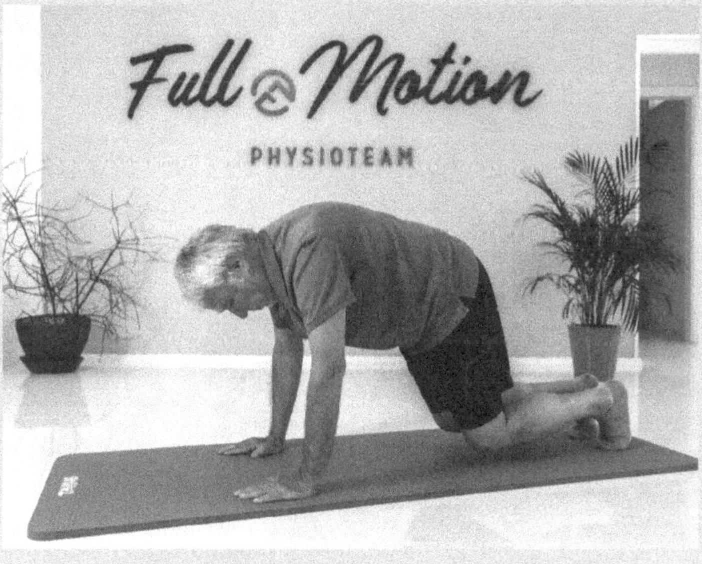

UNTERARMSTÜTZ

Sie stützen sich am Bauch liegend mit den Unterarmen am Boden ab, Ihre Nasenspitze zeigt wieder Richtung Boden und Ihre Ellbogen befinden sich unter Ihrer Schulter. Die Zehen sind aufgestellt, die Knie liegen am Boden

Nun heben Sie Ihren Oberkörper mit dem Becken vom Boden ab, sodass Ihr Körper nur noch auf den Unterarmen und den Knien am Boden aufliegt.

Achten Sie darauf, dass Sie in den Schultern stabil bleiben und nicht mit den Schulterblättern einsacken. Ebenso sollte die Lendenwirbelsäule nicht in ein Hohlkreuz fallen.

Halten Sie diese Position so lange wie möglich.

Sollte diese Übung zu einfach werden, heben Sie zusätzlich noch die Knie in die Luft, sodass Sie nur noch mit den Zehen den Boden berühren.

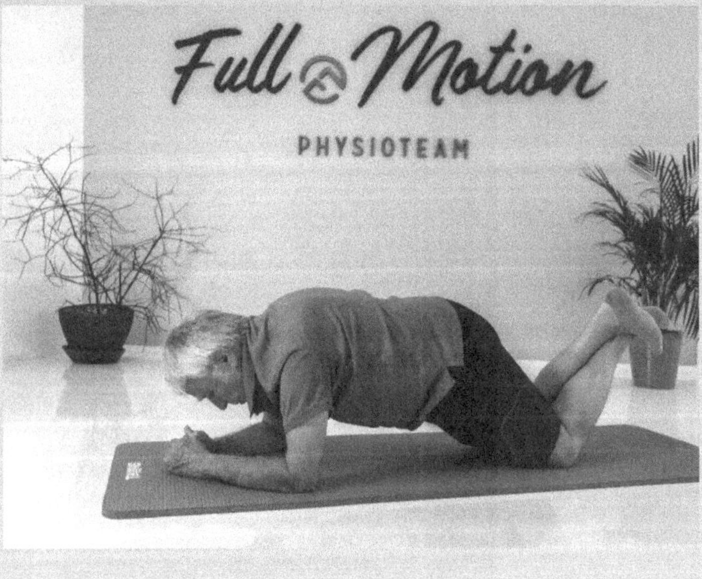

Ihre Füße stellen Sie hüftgelenksbreit auf den Boden und achten darauf, dass die Zehen dabei pfeilspitzengerade nach vorne zeigen. Zu Beginn können Sie bei dieser Übung einen Stuhl hinter sich stellen und die Hände vorne auf eine Tischfläche legen.

Nun setzen Sie sich langsam nach hinten unten auf den Stuhl und achten darauf, dass Ihre Knie nicht über die Zehen nach vorne wandern und nicht in der Mitte zusammengehen, sondern schön über den Füßen bleiben. Halten Sie währenddessen den Rücken gerade. Wiederholen Sie diese Übung 15-mal.

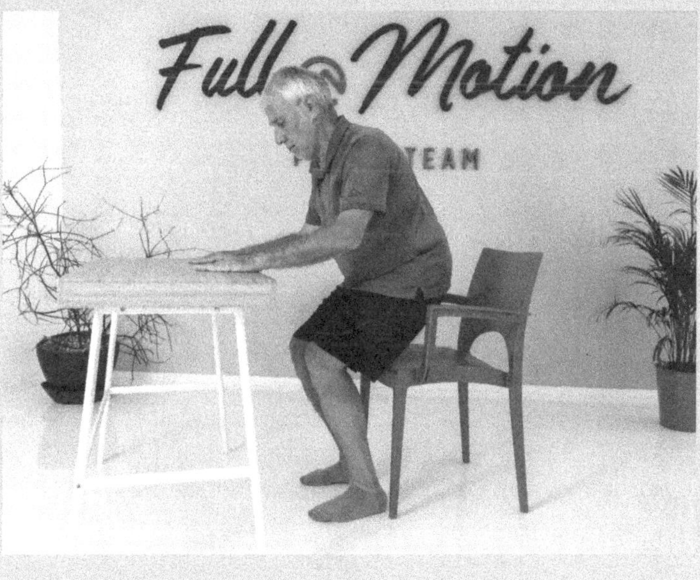

Sollte diese Variante zu einfach werden, können Sie die Hände von der Tischfläche nehmen und die Arme nach vorne oder über den Kopf strecken.

Ebenso können Sie den Stuhl hinter sich entfernen und dadurch etwas tiefer in die Hocke gehen. Achten Sie dennoch darauf, die Beine und Füße richtig ausgerichtet zu haben.

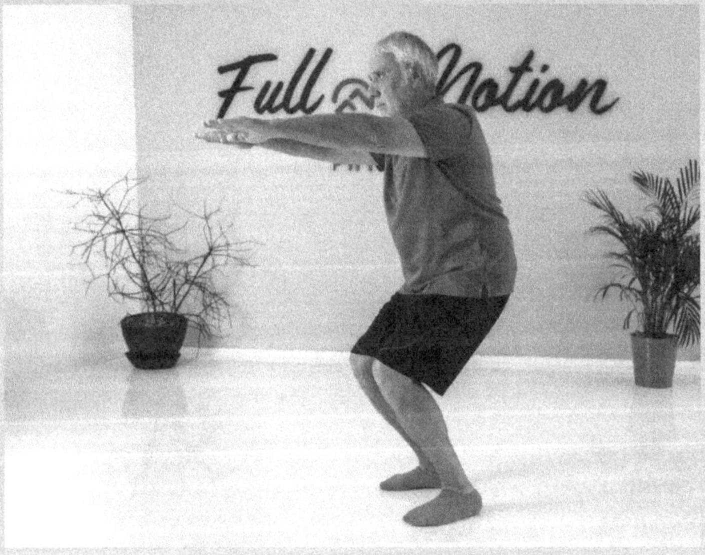

LIEGESTÜTZ GEGEN DIE WAND

Stellen Sie sich vor eine Wand, stützen Sie sich mit Ihren Händen mit gestreckten Ellbogen auf Brusthöhe gegen die Wand und gehen Sie einen Schritt nach hinten, sodass ihr Körpergewicht Sie zur Wand zieht. Nun beugen Sie langsam Ihre Arme, sodass Ihr Körper sich zur Wand bewegt. Kontrollieren Sie die Bewegung so, dass Sie Ihren Körper auch wieder zurück in die aufrechte Position drücken können.

Wiederholen Sie diese Übung 15-mal.

Sollte die Liegestütz-Variante gegen die Wand zu einfach werden, können Sie sich auf einem Tisch abstützen und damit den Hebel vergrößern.

Sollte auch das zu einfach werden, können Sie sich wie beim vereinfachten Unterarmstütz auf den Knien abstützen und so eine vereinfachte Liegestützvariante bereits am Boden ausführen. Diese können Sie steigern, bis Sie bei den klassischen Liegestützen angelangt sind.

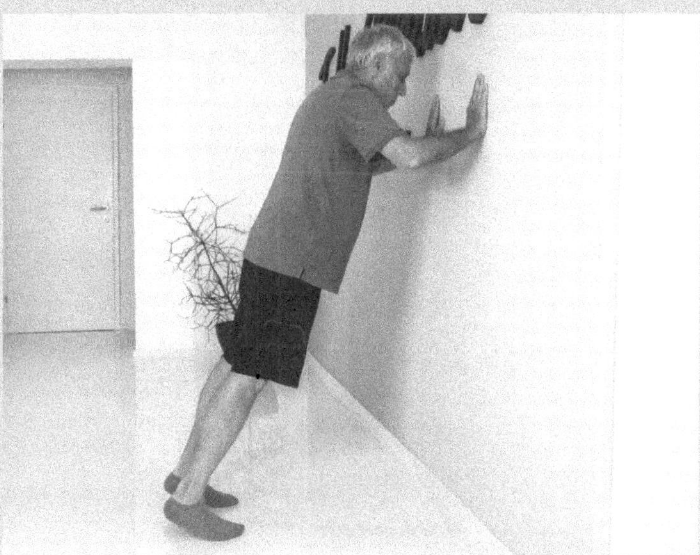

RUDERN AN DER TÜR/AM TÜRSTOCK/ AN DER SPROSSENWAND

Öffnen Sie eine stabile Tür und halten Sie sich mit jeweils einer Hand auf jeweils einer Seite der Tür an der Türklinke fest. Die Ellbogen sind dabei gestreckt. Achten Sie darauf, dass Ihre Füße am Boden nicht rutschen. Nun gehen Sie mit Ihren Füßen so weit nach vorne, dass Sie Ihr Körpergewicht in den Armen spüren. Ziehen Sie sich nun so weit zur Tür hin, bis Ihre Brust die Türkante berührt.

Je weiter Sie die Füße von sich wegbewegen, desto mehr Gewicht hängt in Ihren Armen und desto schwieriger wird die Übung.

Wiederholen Sie diese Übung 15-mal.

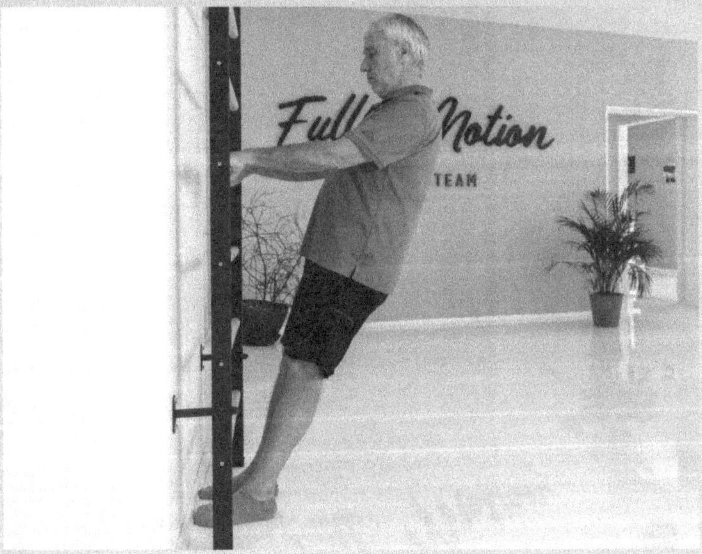

SCHULTERZIRKEL

Legen Sie Ihre Hände vor dem Körper aufeinander und probieren Sie, Ihre Ellbogen so weit wie möglich zueinander zu bringen – im besten Fall sollten sie sich berühren. Achten Sie darauf, dass in Ihrer Schulter und in Ihrem Ellbogen ein annährend rechter Winkel entsteht.

1 Nun bewegen Sie Ihre Arme so weit wie möglich auseinander. Der rechte Winkel im Ellbogengelenk bleibt bestehen. Nun sollten sich die Arme seitlich neben Ihrem Körper befinden und die Hände nach oben zeigen.

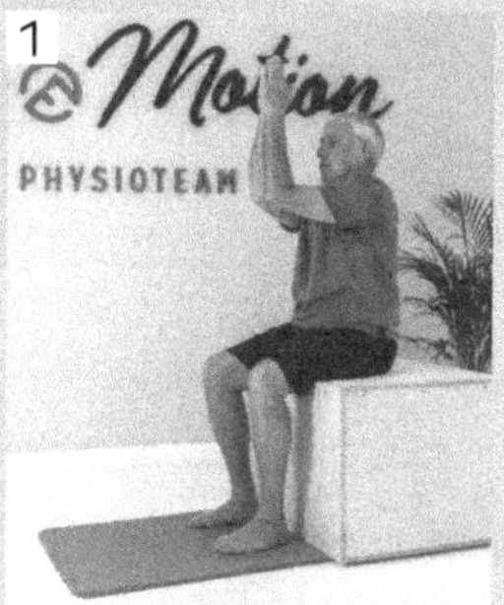

2 Als Nächstes strecken Sie Ihre Arme so hoch wie möglich über den Kopf.

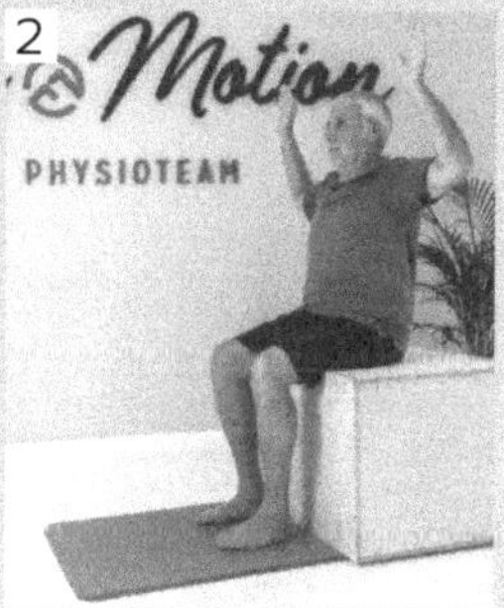

3 Nun gehen Sie über die seitliche Position wieder retour, bis sich die Hände und Ellbogen wieder vor dem Körper berühren.

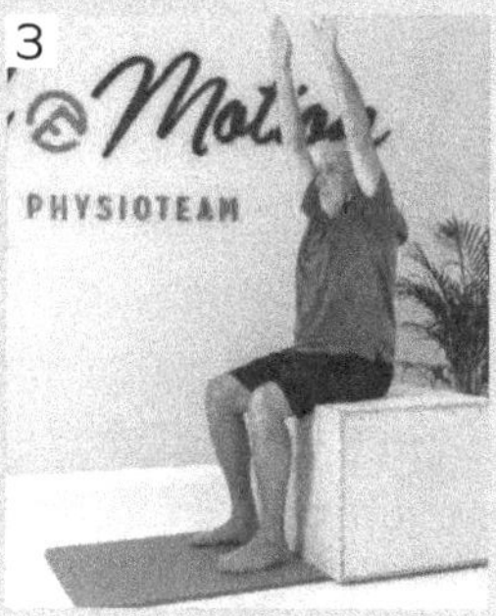

Wiederholen Sie diese Übung 15-mal.

Sollte diese Übung zu einfach werden, können Sie kleine Gewichte, zum Beispiel eine gefüllte Halbliter-Flasche, als zusätzliches Gewicht verwenden.

Wiederholen Sie diese 5 Übungen (Stützübung oder Unterarmstütz) – Kniebeuge (ev. freistehend) – Liegestütz gegen die Wand – Rudern an der Tür – Schulterzirkel) abwechselnd je 3-mal, zumindest 2-mal pro Woche.

ÜBUNGEN – OUTDOOR: MOBILISATIONS-, KRAFT- UND KOORDINATIONSÜBUNGEN IN NATÜRLICHER UMGEBUNG

Die Innsbrucker Physiotherapeutin und Psychologin Monika Peer-Kratzer hat für unser Buch Outdoor-Übungen als Ergänzung zu einem Spaziergang im Freien zusammengestellt. Sie brauchen für diese Übungen keine speziellen zusätzlichen Sportgeräte, also einfach loslegen!

Spaß muss sein! Bewegungsübungen für Jung und Alt in der freien Natur

»Spaß macht mehr Spaß als Pflicht« – diesem Zitat von E. Blanck entsprang die Idee, Ihnen einige der Bewegungsübungen vorzustellen, die Sie mit der gesamten Familie im Freien ausführen können. Es handelt sich dabei einerseits um Mobilisierungsübungen, die für die Vergrößerung Ihrer Beweglichkeit im Brustkorb (vor allem im Bereich der Wirbelsäule und der Rippen) sorgen, und andererseits um Kräftigungs-, Stabilisierungs- und Koordinationsübungen. Neben einem dosierten Ausdauertraining stellt die Kombination dieser Übungen eine wichtige Komponente dar, um den Körper bis ins hohe Alter kontrolliert und gefahrlos bei Trage-, Hebe- und Stütztätigkeiten durch den Alltag zu führen.

Zusätzlich wird die Möglichkeit demonstriert, die Bewegungen auf labilen Unterlagen auszuüben. Diese sind im Wald in Form von liegenden Baumstämmen, Steinen oder Wurzeln überall zu finden und verhelfen durch ihre wackeligen Eigenschaften zum automatischen Einsatz der kleinsten stabilisierenden Muskeln Ihres Körpers. Die Kraft dieser Muskeln benötigen Sie zum Beispiel bei der Vermeidung eines Sturzes oder anderer schneller Ausgleichsbewegungen während des Tages. Je nach Allgemeinzustand und Trainingsziel wählen Sie selbst die Dicke und Form der Baumstämme sowie das Gewicht der Steine und Hölzer. Beachten Sie dabei, dass für die Anforderung von schnellen Armbewegungen meist ein sehr kleines Gewicht (1/2 Kilo) ausreicht – nach dem Motto: zugunsten *schnellerer* Bewegungen ein *kleineres* Gewicht! Eine individuelle Anpassung an Ihren aktuellen Trainingszustand ist entscheidend.

Idealerweise üben Sie zwei- bis dreimal wöchentlich.

Laut derzeitigem Stand der Wissenschaft zeigt die »Waldtherapie« zusätzlich positive Effekte auf Ihren Stoffwechsel, die Atmung und Ihr psychisches Wohlbefinden. Nutzen Sie deshalb diesen Ort nicht nur für freudiges Bewegen, sondern auch als Oase für Körper, Geist und Seele.

MOBILISATION DES BRUSTKORBS DURCH ROTATION DER WIRBELSÄULE

Setzen Sie sich auf einen Baumstrunk, legen Sie die Hände auf Ihr Brustbein und drehen Sie Ihren Oberkörper so weit wie möglich nach links und rechts auf (achten Sie darauf, dass Ihre Schultern während der Bewegung nicht hochgezogen werden) – 10 bis 15 Wiederholungen.

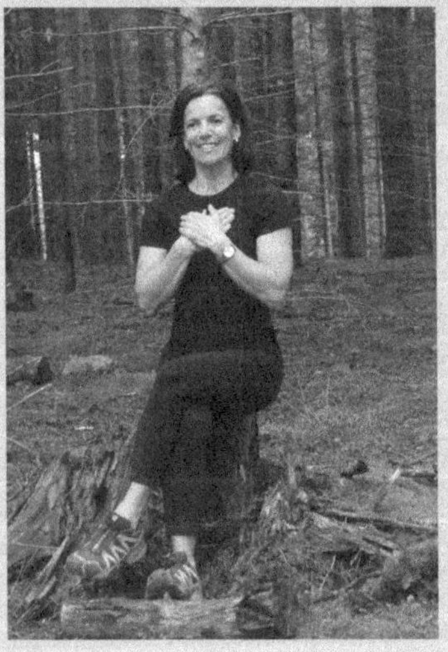

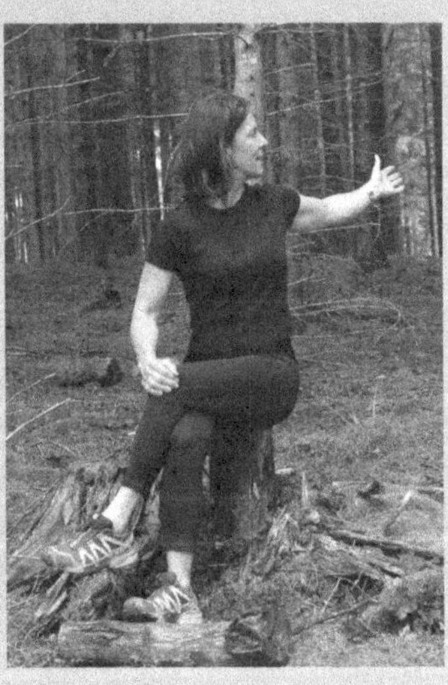

KRÄFTIGUNG DER ARMSTRECKER UND ARMBEUGER BEI STABILER KÖRPERLÄNGSACHSE

Lehnen Sie sich mit gestreckten Armen schräg an einen Baum (Hände in Brusthöhe) – Bauch- und Gesäßmuskeln anspannen (gesamte Körperlängsachse in einer geraden Linie halten) ...

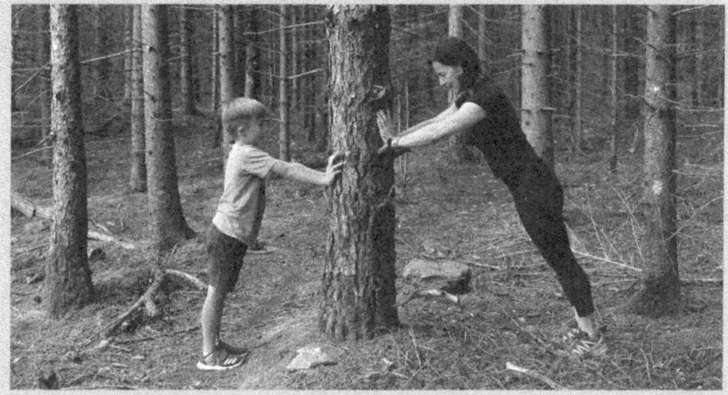

... und beugen/strecken Sie Ihre Ellbogen im Wechsel (Schultern sollten dabei nicht hochgezogen werden) – 10 bis 15 Wiederholungen.

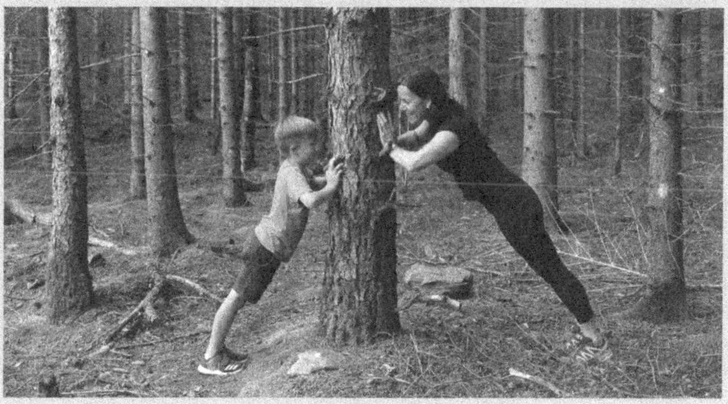

STABILISIERUNGS- UND KOORDINATIONSTRAINING FÜR DIE RUMPFMUSKULATUR DURCH SCHNELLE ARMBEWEGUNGEN (BEI LABILEM UNTERGRUND: ZUSÄTZLICHE GLEICHGEWICHTSÜBUNG)

Variante a: Hüftbreiter Stand auf einem labilen Baumstamm (Knie leicht gebeugt und ebenfalls hüftbreit auseinander positionieren) – gesamten Rücken und Kopf stabil gerade halten (möglichst ohne Hohlkreuz bzw. Rundrücken) – schnellste Armbewegungen mit kleinster Amplitude auf und ab ausführen (für ca. 10 Sekunden) – dann kurze Pause – 5 bis 10 Wiederholungen.

Leichtere Variante: stabiler Stand auf festem Waldboden.

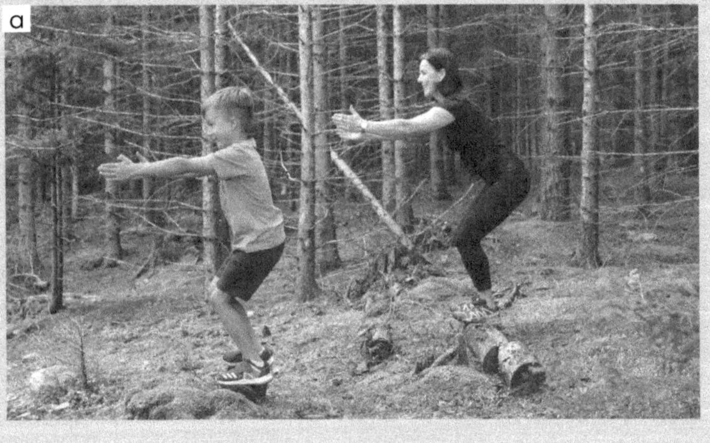

Variante b: Gesteigerte Variante: Schnelle Bewegungsamplituden mit Gewicht in verschiedenen Positionen vor dem Körper trainieren.

Variante c: Schnelle Bewegungen mit Gewicht hinter dem Körper ausführen. (Beachten Sie: Hals-, Brust- und Lendenwirbelsäule sowie die Beinachse sollten stabil gerade gehalten werden.)

Variante d: Steigerung der Schwierigkeit durch Positionsverteidigung: Die Trainierenden versuchen sich gegenseitig kurz aus dem Gleichgewicht zu bringen. (Beachten Sie: Körperpositionen sollten währenddessen stabil gehalten werden können.)

b

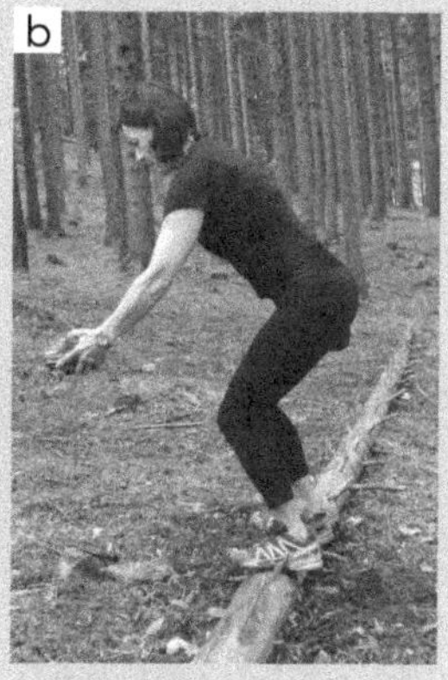

c

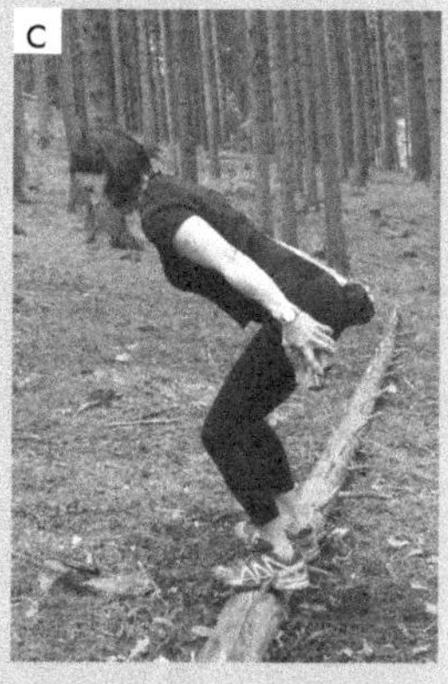

d

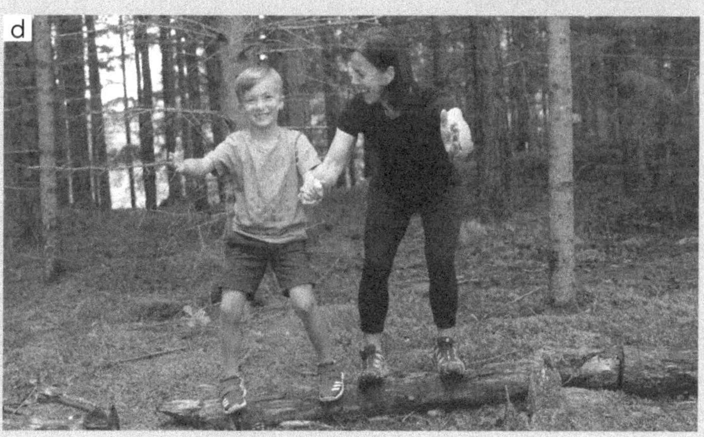

MOBILISATION DER GESAMTEN KÖRPERLÄNGSACHSE IN BEUGUNG UND STRECKUNG

Stand auf labilem Baumstamm – gesamten Körper so weit wie möglich zusammenkauern – Kopf locker fallen lassen – Arme locker nach innen drehen und überkreuzen ...

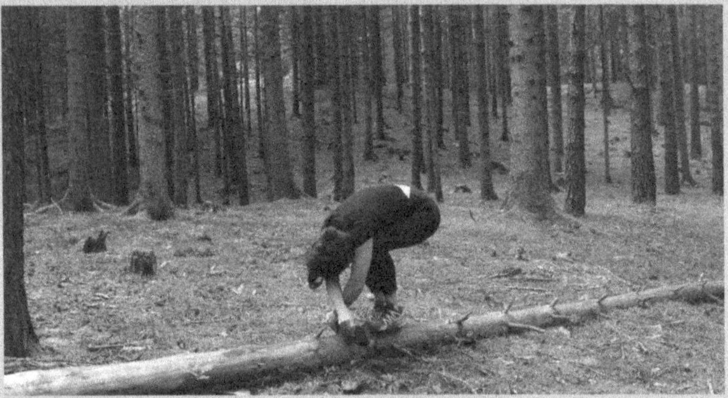

... gesamten Körper strecken und nach oben öffnen – Arme nach oben/außen drehen – Blick (wenn möglich) vorsichtig nach oben – hier: gesteigerte Variante mit Stein in den Händen – leichtere Variante: ohne Handgewicht, auf festem Boden, Bewegungsausmaß verkleinern – 10 bis 15 Wiederholungen.

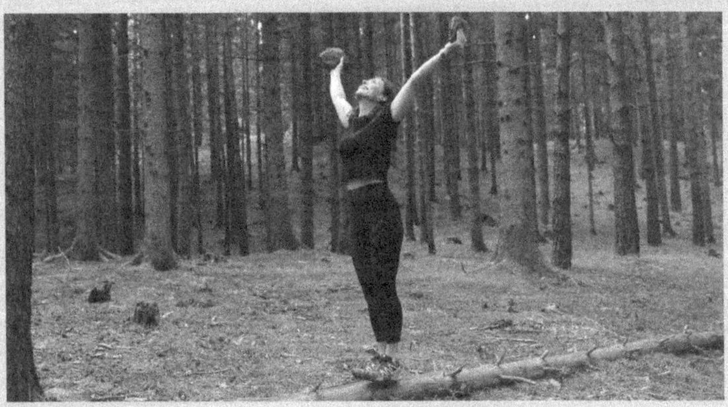

MOBILISATION DES OBERKÖRPERS IM SITZ UND KRÄFTIGUNG DER ARMHEBUNG MITHILFE VON GEWICHTEN

Sitz auf einem Baumstamm mit leicht geöffneten Beinen – maximale Streckung des Oberkörpers und des Kopfes sowie der Arme nach oben/außen …

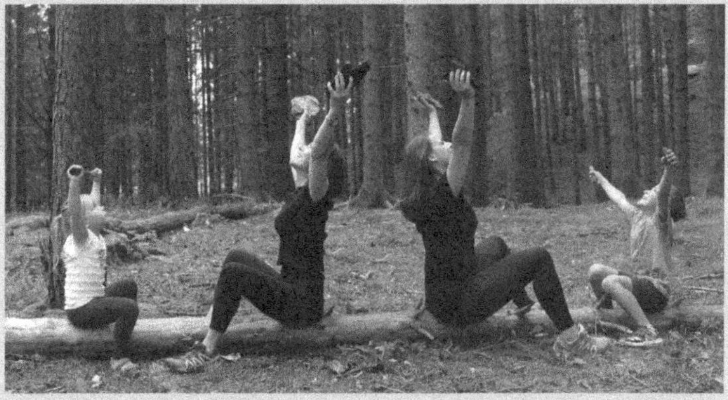

… und komplettes Einrollen des Rumpfes nach unten/innen – Arme mit nach innen drehen und überkreuzen – 10 bis 15 Wiederholungen.

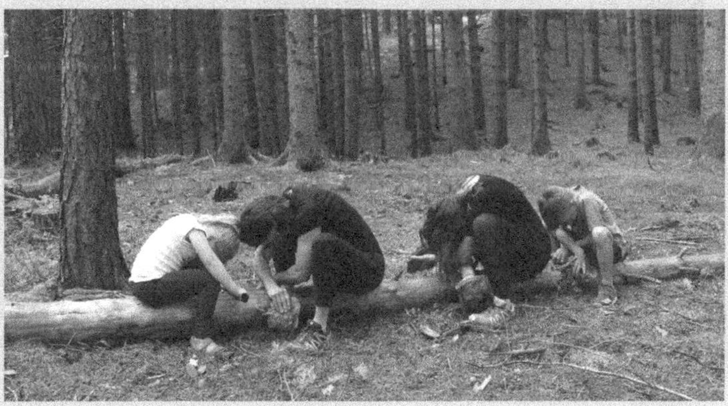

9.

Sie sind dran! Legen Sie los!

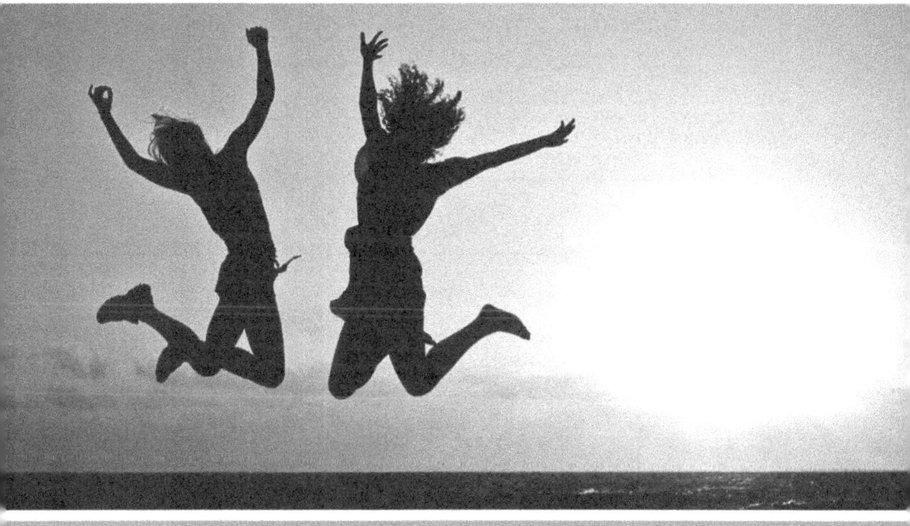

Setzen Sie das Bewegungswissen gleich in die folgenden Punkte, um konkrete Bewegungsaktivitäten für Sie passend zu formulieren. Die Ziele sollen für Sie möglichst genau in puncto Art und Häufigkeit sowie Dauer definiert sein. Also schreiben Sie nicht nur »Bewegung in der Arbeit«, sondern besser »dreimal pro Woche mit dem Rad zur Arbeit fahren« oder »im Büro 15 Kniebeugen alle 2 Stunden«. Schreiben Sie Ihre persönlichen neuen Bewegungsziele gleich hier in dieses Buch.

Diese 3 neuen Bewegungsaktivitäten werde ich in meinem Alltag zu Hause einbauen (zum Beispiel Treppe statt Lift zur Wohnung nehmen, Bewegungsübungen während des Fernsehens, Bewegungspausen bei Computertätigkeit nach spätestens eineinhalb Stunden Sitzen einbauen, einkaufen gehen statt fahren, täglich mindestens 5000 Schritte gehen und mit Schrittzähler kontrollieren etc.)

- ______________________________
- ______________________________
- ______________________________

Diese 3 neuen Bewegungsaktivitäten werde ich in meinem beruflichen Alltag einbauen (zum Beispiel Treppe statt Lift im Gebäude nehmen, Bewegungspausen bei Bürotätigkeit, die mir gefallen, wie »Äpfel pflücken« oder »Wandliegestütz«, mit Rad oder zu Fuß zur Arbeit an 2 Tagen pro Woche, täglich 5 Stockwerke zu Fuß nehmen etc.).

- ______________________________
- ______________________________
- ______________________________

Diese 3 neuen Bewegungsaktivitäten werde ich in meiner Freizeit einbauen (zum Beispiel zweimal pro Woche zügiges Spazierengehen für jeweils 30 Minuten, einmal pro Woche 45 Minuten im Hallenbad oder Freibad schwimmen gehen, im Winter einmal pro Woche 45 Minuten Eislaufen gehen, einmal pro Woche eine 45-Minuten-Workout-Einheit im Studio buchen, jeden Monat eine zweistündige Wanderung mit Freunden vereinbaren, einmal pro Woche mit gemütlichem Joggen für 20 Minuten beginnen etc.)

- ____
- ____
- ____

Ich mache jede Woche 15 bis 20 Minuten lang folgende muskelkräftigende Übungen (zum Beispiel mit Fitnessband oder leichten Hanteln oder Übungen aus diesem Buch ohne weitere spezielle Hilfsmittel etc.)

- ____
- ____
- ____

Ich bin bis jetzt sportlich komplett inaktiv und bewege mich nicht viel. Ich bin noch dazu übergewichtig. Ich starte folgende Schritte:

- Ich messe mit meiner Handyapp oder einem Fitnesstracker meine Schritte pro Tag über eine Woche lang. Je nach Ausgangslage versuche ich, auf täglich mindestens 5000 Schritte zu steigern.

- Im Wochenschnitt komme ich derzeit auf: ______ Schritte pro Tag
- Mein Ziel für den kommenden Monat (derzeitige Zahl plus 200 dazuzählen): ________ Schritte pro Tag
- Ich suche mir für mich passsende Bewegungsformen aus der leichten Aktivitätsstufe in diesem Buch. Diese versuche ich schrittweise zu steigern, bis die leichte Bewegung problemlos über längere Zeit (zum Beispiel eine Stunde lang) durchführbar ist.
- Folgende 3 Bewegungsaktivitäten der leichten Stufe werde ich ab jetzt in meinen Alltag einbauen (siehe auch Tabelle in diesem Buch):

  – ____

  – ____

  – ____

- Ich plane eine Gesundenuntersuchung bei meiner Hausärztin/meinem Hausarzt ein.
- Meine Gesundenuntersuchung ist geplant für (Datum):
- (Wenn Schritte 1–3 durchgeführt sind:) Ich suche mir eine passende Bewegungsaktivität aus der moderaten Aktivitätsstufe. Diese führe ich ein- bis zweimal pro Woche für je 15 Minuten aus.
- Ich werde folgende moderate Bewegungsaktivität ausüben:

  – ____

  – ____

  – ____

10.

Anhang

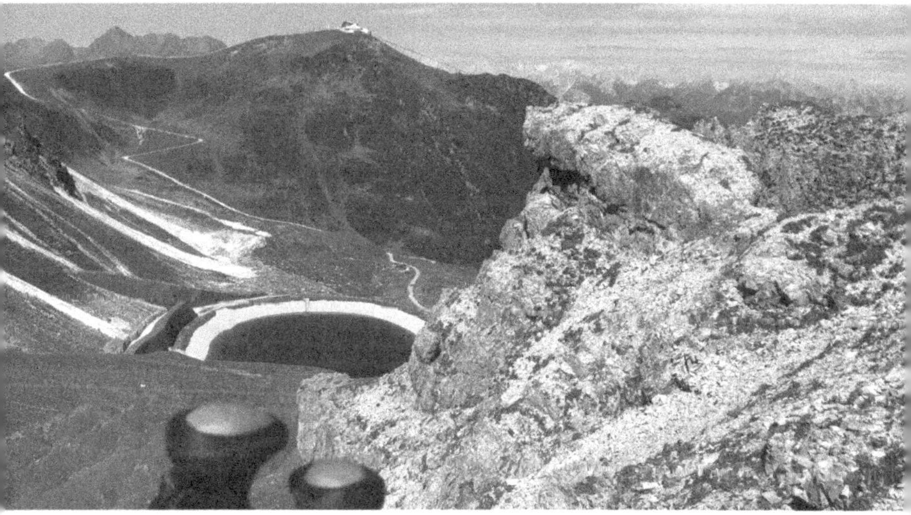

KRÄUTERTEES UND AKUPRESSUR BEI WECHSELBESCHWERDEN

Hausmittel bei Schweiß: Bei einer drohenden Hitzewallung beide Handgelenke unter fließendes kaltes Wasser halten, Fenster öffnen und eine Kleidungsschicht ablegen. Der Zwiebel-Kleidungsstil ist in dieser Zeit sehr vorteilhaft. Ein Waschlappen, ein Deodorant und ein Reserve-T-Shirt sollten als »Notfallhilfe« in der Handtasche sein.

Salbeitee: Salbei wirkt schweißregulierend. Bei Hitzewallungen und starkem Schwitzen über mehrere Wochen jeden Tag vier Tassen Salbeitee trinken. Ein Teelöffel Salbei in 250 ml kaltem Wasser einlegen, aufkochen lassen und kurz ziehen lassen. Bei Nachtschweiß hilft vor dem Schlafengehen auch eine Waschung mit Salbei.

Weitere wirksame Tees gegen Hitzewallungen und klimakterische Symptome sind

Teemischung für die Wechseljahre: 25 g Salbeiblätter, 25 g Melisse, 25 g Hopfen, 25 g Johanniskraut, 25 g Schafgarbe und 25 g Frauenmantel in einem Gefäß mischen und grob zerkleinern. Danach die Mischung in ein verschließbares Gefäß füllen. Morgens einen Esslöffel mit einem ½ Liter kochendem Wasser übergießen, 5 Minuten ziehen lassen, abseihen und schluckweise trinken. Rest in eine Thermoskanne füllen und über den Tag trinken.

Akupressurpunkte: Als Zentrum für die Yin-Energie, die weibliche Energie, bei Wechseljahrbeschwerden ist der *Treffpunkt der 3 Yin* der wichtigste Punkt: vier Querfinger oberhalb des Innenknöchels, rücken Sie mit dem Zeigefinger in die Beinmitte. Massieren Sie dort im Muskelbereich sanft etwa drei Minuten lang. Abwechselnd rechts und links.

»Spezialpunkt Kinn«: Vertiefung in der Mitte des Kinns, direkt an der Knochenkante (im Übergang zum Halsbereich). Massieren Sie den Punkt mehrmals sanft etwa drei Minuten.

LITERATUR

1 Coronary atherosclerosis in indigenous South American Tsimane: a cross-sectional cohort study, Kaplan H et al., Lancet 2017)
2 O'Keefe JH, Vogel R, Lavie CJ, Cordain L. Achieving hunter-gatherer fitness in the 21(st) century: back to the future. Am J Med. 2010 Dec;123(12):1082-6. doi: 10.1016/j.amjmed.2010.04.026
3 Song et al. BMJ 2019;365:l1255
4 2018; doi: 10.1016/S2214-109X(18)30357-7
5 Finger JD, Mensink GBM, Lange C, Manz K: Journal of Health Monitoring 2017 DOI 10.17886/RKI-GBE-2017-026)
6 https://www.vcoe.at/news/details/vcoe-oesterreichs-autofahrer-fahren-im-schnitt-34-kilometer-pro-tag)
7 https://www.who.int/en/news-room/fact-sheets/detail/obesity-and-overweight
8 OECD/EU (2018), Health at a Glance: Europe 2018: State of Health in the EU Cycle, OECD Publishing, Paris. https://doi.org/10.1787/health_glance_eur-2018-en)
9 EurJPubH2018 Cardenas Fuentes
10 EurJPubH2013 Asztalos
11 Wang et al. JAMA Cardiol. doi:10.1001/jamacardio.2019.2499
12 Litwin et al. J Am Heart Assoc. 2020 und Sawada et al. European Journal of Preventive Cardiology 2019)
13 Naci H, Salcher-Konrad M, Dias S, et al. Br J Sports Med 2019 und Naci H, Ioannidis JPA, BMJ 2013
14 Naci H, Salcher-Konrad M, Dias S et al. Br J Sports Med 2019 und Naci H, Ioannidis JPA, BMJ 2013
15 Naci H, Salcher-Konrad M, Dias S et al. Br J Sports Med 2019 Naci H, Ioannidis JPA, BMJ 2013)
16 https://www.statistik.at/web_de/statistiken/energie_umwelt_innovation_mobilitaet/verkehr/strasse/kraftfahrzeuge_-_bestand/index.html

17 https://zsu-schmelz.univie.ac.at/fileadmin/user_upload/z_sportwissenschaft/news/2018/Motivationsstudie_Schlussbericht.pdf
18 Lear et al. (2017)
19 Lear SA et al. (2017). The effect of physical activity on mortality and cardiovascular disease in 130 000 people from 17 high-income, middle-income, and low-income countries: the PURE study. Lancet, 390, S. 2643-2654.
20 Wen, C. P., Wai, J., Tsai, M. K., Yang, Y. C., Cheng, T. D., Lee, M., . . . Wu, X. (2011). Minimum amount of physical activity for reduced mortality and extended life expectancy: a prospective cohort study. Lancet, 378, S. 1244-53
21 Krug S, Jordan S, Mensink GBM, Müters S, Finger JD, Lampert T: Bundesgesundheitsbl 2013, 56:765–771 DOI 10.1007/s00103-012-1661-6
22 Young DR, Hivert MF, Alhassan S, Camhi SM, Ferguson JF, Katzmarzyk PT, Lewis CE, Owen N, Perry CK, Siddique J, Yong CM Circulation. 2016 Sep 27;134(13): e262-79. doi: 10.1161/CIR.0000000000000440. Sedentary Behavior and Cardiovascular Morbidity and Mortality: A Science Advisory From the American Heart Association.
23 Lee I et al. (2012). Effect of physical inactivity on major non-communicable diseases worldwide: an analysis of burden of disease and life expectancy. Lancet, 380, S. 219-29.
24 Studie ifh Köln
25 Bitkom, Digital Office Index 2018/Digitalverband Bitkom
26 https://www.vcoe.at/files/vcoe/uploads/News/VCOe-Factsheets/2018/2018-03%20Lebensmittel/VCOe-Factsheet%20Lebensmittel.pdf
27 A cut-off of daily sedentary time and all-cause mortality in adults: a meta-regression analysis involving more than 1 million participants Po-Wen Ku, Andrew Steptoe, Yung Liao, Ming-Chun Hsueh, Li-Jung Chen BMC Med. 2018; 16: 74. Published online 2018 May 25. doi: 10.1186/s12916-018-1062-2
28 https://www.konsument.at/fitnesstracker022016
29 Stangl, 2019. Das Bauchhirn - das kleine Gehirn

30 Tudor-Locke C, Craig CL, Brown WJ, Clemes SA, De Cocker K, Giles-Corti B, Hatano Y, Inoue S, Matsudo SM, Mutrie N, Oppert JM, Rowe DA, Schmidt MD, Schofield GM, Spence JC, Teixeira PJ, Tully MA, Blair SN How many steps/day are enough? For adults. Int J Behav Nutr Phys Act. 2011 Jul 28;8:79. doi: 10.1186/1479-5868-8-79.
31 Special Eurobarometer 472 – Sport and physical activity, 2017, ISBN 978-92-79-80242-3
Lamprecht M, Fischer A, Stamm HP (2014): Sport Schweiz 2014: Sportaktivität und Sportinteresse der Schweizer Bevölkerung. Magglingen: Bundesamt für Sport BASPO.
32 Danielzik S, Müller MJ: Deutsche Zeitschrift für Sportmedizin (2006)
33 https://zsu-schmelz.univie.ac.at/fileadmin/user_upload/z_sportwissenschaft/news/2018/Motivationsstudie_Schlussbericht.pdf
34 Special Eurobarometer 472 – Sport and physical activity, 2017, ISBN 978-92-79-80242-3
Lamprecht M, Fischer A, Stamm HP (2014): Sport Schweiz 2014: Sportaktivität und Sportinteresse der Schweizer Bevölkerung. Magglingen: Bundesamt für Sport BASPO.)
35 https://www.aerztezeitung.de/medizin/krankheiten/adipositas/article/932203/bewegung-mensch-beweg-dich-deutsche-kinder-traege.html
36 Institut für Jugendkulturforschung, »So tickt die Jugend«, 2019
37 Woll et al. (2019): Körperliche Aktivität, motorische Leistungsfähigkeit und Gesundheit in Deutschland: Ergebnisse aus der Motorik-Modul-Längsschnittstudie (MoMo) ISSN: 2194-1629
38 Griebler R et al. (2016), ISBN: 978-3-903099-02-9
39 Journal Addiciton (2007). https://cordis.europa.eu/article/id/28330-study-highlights-link-between-exercise-and-smoking-habits/de

40 Pont S J, Puhl R, Cook S R , Slusser W, SECTION ON OBESITY and THE OBESITY SOCIETY, Pediatrics November 2017, e20173034; DOI: https://doi.org/10.1542/peds.2017-3034
41 Stigma Experienced by Children and Adolescents With Obesity. Stephen J. Pont, Rebecca Puhl, Stephen R. Cook, Wendelin Slusser, SECTION ON OBESITY, THE OBESITY SOCIETY, Pediatrics Nov 2017, e20173034; DOI: 10.1542/peds.2017-3034
42 Obese Children, Adults and Senior Citizens in the Eyes of the General Public: Results of a Representative Study on Stigma and Causation of Obesity, Claudia Sikorski, Melanie Luppa, Elmar Brähler, Hans-Helmut König, Steffi G. Riedel-Heller, Oktober 2012 Leipzig
43 Spiegel Gesundheit: »Vom Unglück ein dickes Kind zu sein«, Julia Koch, 04.02.2018
44 »Hamburger Kinder in Bewegung 2017«, Freie und Hansestadt Hamburg, Behörde für Gesundheit und Verbraucherschutz (BGV) Amt für Gesundheit Fachabteilung Gesundheitsdaten und Gesundheitsförderung Billstraße 80a, 20539 Hamburg
45 Schienkiewitz A et al. J.Health Monitoring 2018, https://ec.europa.eu/health//sites/health/files/nutrition_physical_activity/docs/childhoodobesity_actionplan_2014_2020_en.pdf
46 Griebler R et al. (2016), ISBN: 978-3-903099-02-9
47 Ortega FB, Silventoinen K, Tynelius P, Rasmussen F. Muscular strength in male adolescents and premature death: cohort study of one million participants. BMJ. 2012 Nov 20;345:e7279. doi: 10.1136/bmj.e7279.
48 M Buscot et al. Eur.Heart J.2018
49 Baker JL et al.(2007) New England Journal of Medicine
50 Henriksson H et al. European Heart Journal 2020)
51 Griebler R et al. (2016), ISBN: 978-3-903099-02-9
52 Woll et al. (2019) Körperliche Aktivität, motorische Leistungsfähigkeit und Gesundheit in Deutschland: Ergebnisse aus der Motorik-Modul-Längsschnittstudie (MoMo) ISSN: 2194-1629

53 Booth JN (2014) Br J Sports Med 2014
54 Have et al. PLoS ONE 2018
55 Ad Alliance, 30.03.2020, repräsentative Online-Befragung von 1.108 Erwachsenen ab 16 Jahren, vom 20. März bis zum 22. März 2020
56 www.irenschulz.de/medien-familie-erziehung
57 Ungenutztes Potential, Gesundheit-Apps für Kinder und Jugendliche, Bundesgesundheitsblatt 2020, 21.04.2020, Leibniz-Institut für Medienforschung, Hans- Bredow-Institut (HBI) Rothenbaumchaussee 36, 20148 Hamburg, Deutschland, c.lampert@leibniz-hbi.de
58 Scherenberg V, Liegmann K (2018) Digitale Prävention über Chancen, Risiken und Gesundheits-Apps. In: Digitale Gesundheitskommunikation. Zwischen Meinungsbildung und Manipulation. APOLLON University Press, Bremen, S 245–273
59 Mewy, June 2015; IMS Health, AppScript, June 2015; IMS Institute for Healthcare Informatics, August 2015
60 Morris JN, Crawford MD (1958). Coronary heart disease and physical activity of work; evidence of a national necropsy survey. British medical journal, 2(5111), 1485–1496.
61 Klimont J, Baldaszti E(2015). Österreichische Gesundheitsbefragung 2014 Hauptergebnisse des Austrian Health Interview Survey (ATHIS). Statistik Austria ISBN 978 3 902925 86 2.
62 https://www.ifhkoeln.de/blog/details/hohe-konzentration-von-bueroarbeitsplaetzen-ballungsgebiete-und-oberzentren-sind-wichtige-absatzgebiete-fuer-buerowirtschaftsartikel/
63 https://www.bitkom.org/sites/default/files/file/import/180813-Studienbericht-Bitkom-Digital-Office-Index-2018.pdf
64 Byberg L, Melhus H, Gedeborg R, Sundström J, Ahlbom A, Zethelius B, Berglund LG, Wolk A, Michaëlsson K. BMJ. 2009 Mar 5;338:b688. doi: 10.1136/bmj.b688.Total mortality after changes in leisure time physical activity in 50 year old men: 35 year follow-up of population based cohort.

65 Niemelä MS, Kangas M, Ahola RJ, Auvinen JP, Leinonen AM, Tammelin TH, Vaaramo ES, Keinänen-Kiukaanniemi SM, Korpelainen RI, Jämsä TJ. Dose-response relation of self-reported and accelerometer-measured physical activity to perceived health in middle age-the Northern Finland Birth Cohort 1966 Study. BMC Public Health. 2019 7;19(1):21. doi: 10.1186/s12889-018-6359-8.
66 Puerto Valencia LM et al. Occupational Medicine 2019
67 van der Ploeg HP et al. Arch Intern Med. 2012
68 Chu AHY et al. Occupational Medicine 2014, Sowah D et al. J Safety Res. 2018
69 European Heart Journal 2019, doi:10.1093/eurheartj/ehz581
70 Wang Z, Wang X, Shen Y et al. Effect of a Workplace-Based Multicomponent Intervention on Hypertension Control: A Randomized Clinical Trial. JAMA Cardiol. 2020;5(5):567–575. doi:10.1001/jamacardio.2019.6161
71 Yates T, Zaccardi F, Dhalwani NN, Davies MJ, Bakrania K, Celis-Morales CA, Gill JMR, Franks PW, Khunti K. Association of walking pace and handgrip strength with all-cause, cardiovascular, and cancer mortality: a UK Biobank observational study. Eur Heart J. 2017 Nov 14;38(43):3232-3240. doi: 10.1093/eurheartj/ehx449.
72 Koolhaas et al., Int. J. Epidemiology 2018
73 Dr. Evelyne Majer-Julian, Homöopathie für die Wechseljahre, S. 100
74 Dr. Evleyne Majer-Julian, Homöopathie für die Wechseljahre, Narayana Verlag 2012, S. 6.
75 Julia Onken, Feuerzeichenfrau, Ein Bericht über die Wechseljahre, C.H. Beck´sche Verlagsbuchhandlung München 1988
76 Dr. med. Ingeborg Lackinger Karger,2008 Gräfe und Unzer Verlag, München, »Wechseljahre«, S.11
77 Julia Onken, Feuerzeichenfrau, Ein Bericht über die Wechseljahre, C.H. Beck'sche Verlagsbuchhandlung München 1988, S. 156

78 Asikainen et al. (2004) Sports Medicine, Nelson DB et al. Med Sci Sports Exerc. 2008 Jan;40:50-8
79 Elavsky S, McAuley E (2007) Annals of Behavioral Medicine
80 Kemmler et al. (2004) Arch Intern Med. 2004;164(10): 1084-1091
81 Tayadon M et al. (2016) Climacteric. 2016 Aug;19(4):364-8
82 Corona et al. (2019) World J Mens Health
83 Quelle: https://www.spiegel.de/sport/sonst/fauja-singh-letzter-marathon-in-hongkong-a-885162.html
84 Lagerros et al. Eur J Epidemiol (2017) 32:983–991
85 Hakim AA et al., N Engl J Med. 1998;338:94-9)
86 Werner CM et al. European Heart Journal (2019)
87 Cultural engagement and cognitive reserve: museum attendance and dementia incidence over a 10-year period. Fancourt D, Steptoe A, Cadar D. Br J Psychiatry. 2018 Nov;213(5):661-663. doi: 10.1192/bjp.2018.129
88 Barengo NC (2017) J Am Geriatr Soc 65:504–510